U0211104

"健康数据高铁"基本数据集

郭 一 主编

ZHEJIANG UNIVERSITY PRESS
浙江大学出版社
·杭州·

图书在版编目(CIP)数据

"健康数据高铁"基本数据集 / 郭一主编. — 杭州：
浙江大学出版社,2024.2
ISBN 978-7-308-24700-9

Ⅰ. ①健… Ⅱ. ①郭… Ⅲ. ①医学—数据处理 Ⅳ.
①R319

中国国家版本馆 CIP 数据核字(2024)第 045495 号

"健康数据高铁"基本数据集

郭一　主编

责任编辑	张凌静(zlj@zju.edu.cn)
责任校对	殷晓彤
封面设计	周　灵
出版发行	浙江大学出版社
	(杭州市天目山路 148 号　邮政编码 310007)
	(网址:http://www.zjupress.com)
排　　版	杭州晨特广告有限公司
印　　刷	广东虎彩云印刷有限公司绍兴分公司
开　　本	710mm×1000mm　1/16
印　　张	17.75
字　　数	350 千
版 印 次	2024 年 2 月第 1 版　2024 年 2 月第 1 次印刷
书　　号	ISBN 978-7-308-24700-9
定　　价	88.00 元

编委会

前　言

人类社会已进入数字化时代,数据成为一种新型生产要素。在卫生健康领域,数据伴随新技术、新理念、新业态、新模式,呈现爆发式增长。充分挖掘健康医疗数据"富矿",激发数据要素价值,有利于提升服务体验、重构服务体系、深化行业治理、打造数字生态。

近年来,浙江聚焦健康医疗数据传输中的难点、堵点问题,从省域一体化的角度出发,建设"两段、三端"架构的"健康数据高铁",贯穿省、市、县、乡、村五级的各类医疗卫生机构信息系统,规范健康医疗数据归集与管理,实现健康医疗数据跨层级、跨条线交换和共享,为健康医疗数据的分析、利用打下坚实基础。

本书总结梳理浙江省"健康数据高铁"建设和医疗卫生机构数据贯通过程中的经验,对基本数据集进行分类和编目,规范各数据集的数据元属性、消息元素属性、数据元值域等。本书共分为 14 章:第 1 章介绍"健康数据高铁"的总体架构;第 2 章介绍"健康数据高铁"的两种数据传输方式;第 3 章对数据集分类与表示进行整体说明;第 4~13 章为本书主体部分,对"健康数据高铁"的 10 个重点数据集进行详细描述;第 14 章介绍了数据元值域代码。

本书旨在为"健康数据高铁"建设和基于"健康数据高铁"的数据标准化采集提供参考,也可用于指导数据采集过程中的质量控制。在本书的编写过程中,我们得到了有关政府部门、科研机构、医疗卫生机构、信息企业的指导与帮助,也收到了卫生健康信息化领域诸多同仁提出的宝贵建议,在此表示衷心感谢。

由于编者水平和时间所限,内容难免存在疏漏,恳请广大读者批评指正。

目 录
CONTENTS

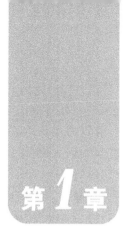

第1章　"健康数据高铁"概述

卫生健康领域承载着海量的数据资源。数据的高效采集、合规利用对推进卫生健康业务发展和改革提升具有重大的现实意义。中共中央、国务院印发的《"健康中国 2030"规划纲要》提出加强健康医疗大数据应用体系建设,推进基于区域人口健康信息平台的医疗健康大数据开放共享、深度挖掘和广泛应用。2022 年 11 月,国家卫生健康委、国家中医药管理局、国家疾病预防控制局印发《"十四五"全民健康信息化规划》(国卫规划发〔2022〕30 号),要求以建立统一的云基础设施为支撑,构建省统筹区域全民健康信息平台,支撑省、市、县三级应用,推进一体化的数据采集、汇聚、治理、共享和分析应用管理。

聚焦发展所需,以新架构、新标准、新要求建设一条集约高效的省域健康数据通道("健康数据高铁")已成为大势所趋。

1.1　问题分析

健康医疗数据在传输、采集、利用等方面存在如下共性问题。

(1)数据通道杂乱。省域内对卫生健康领域数据通道建设缺乏统筹规划,卫生健康系统内各业务条线横向以及省、市、县纵向往往按需开辟临时数据传输通道,导致通道纵横交错、重复采集现象频发,同时也增加了各级各类医疗卫生机构对接和维护的工作负担。

(2)数据质量不佳。各级各类医疗卫生机构往往根据自身的理解和需求定义数据内涵和字典,在数据传输过程中,字段缺失、解释口径不一、字典难以对照等问题突显。缺少完善的对账机制和质控体系,容易造成数据缺漏,影响数据的完整性、准确性、一致性。

（3）数据时效低下。传统数据采集时效以天级（T＋1）为主，难以满足新阶段卫生健康领域数字化发展的新要求。传统的 ETL 技术①通过高频查询数据保障数据采集的及时性，以此技术实现秒级数据传输对数据链路的性能压力极大。

（4）数据利用不足。健康医疗数据体量庞大，在便民服务、流程优化、临床诊断、决策分析等方面蕴含巨大的潜在价值。但由于数据传输通道、数据归集质量、数据归集时效等方面的限制，海量健康医疗数据未能得到充分挖掘利用，数据价值未能得到充分发挥。

1.2 总体架构

"健康数据高铁"设计为"两段、三端"架构，"两段"即由省延伸到市的"健康数据高铁"省级通道及市域内由市延伸到县、乡、村的"健康数据高铁"市级通道；每段通道分为三端，即云端、网端、源端。省、市通道分别由省、市两级建设管理，支持秒级、小时级、天级等三类时效，云端为区域健康信息平台交换中心，网端为基于信息安全策略的可靠的卫生健康网络体系，源端为各级医疗卫生机构的业务生产系统（见图 1.1）。

"健康数据高铁"技术路线采用基于日志的变更数据捕获技术，将数源端前置库的数据实时同步到数据仓。前置库到数据仓的数据通道使用流式计算架构搭建，且支持集群化部署。通过数据库主从备份技术，数据变更日志被前置库实时注入数据通道，并在通道后端解析和校验，实现变更数据的实时同步。数据通道采用多并发、并行复制和压缩加密传输等技术，保证全量数据迁移或增量数据同步都能拥有优异的传输性能。全量数据迁移的设计计算能力达每秒 30 万记录数（record per second，RPS），增量数据同步的设计计算能力达 5 万 RPS，从而提供稳定的秒级传输服务。数据通道采用 datahub 数据总线服务，实现数据分发功能。通过"健康数据高铁"，不同来源的健康医疗数据均可实时直达数据仓，并对内对外提供数据共享。

---

① ETL 技术：ETL 为英文 Extract-Transform-Load 的缩写，用来描述将数据从来源端经过抽取（extract）、转换（transform）、加载（load）至目的端的过程。

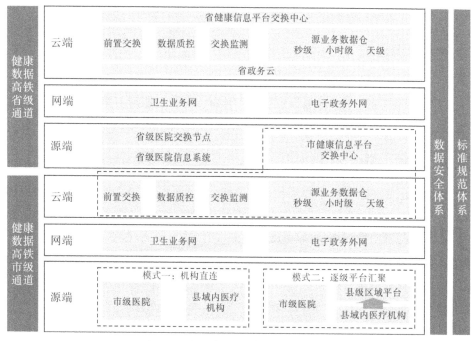

图 1.1 "健康数据高铁"总体架构

"健康数据高铁"总体设计具有 5 个优点。

（1）数据转换更准确。数据中心根据业务要求提供统一的数据传输标准，数源系统按照数据传输标准进行事前加工，数据在进入数据传输通道前已完成标化，数据转换、值域对照更准确、更高效。

（2）采集方式更灵活。为受限于技术架构而无法直接操作前置库的数源系统提供消息服务等多种传输方式，数源系统可自行选择，多种方式均接入实时数据通道，且不侵入业务。

（3）数据传输更安全。针对数据传输、存储、共享、开放、销毁全周期实行安全管理和技术防护。实现数据加密传输和加密存储，对异常数据传输进行监测预警，数据传输更稳定、更安全。

（4）处理能力更强大。采用"日志同步＋流计算"模式，且支持集群化部署，实现高性能、高可用的秒级数据同步服务，增量数据同步能力可达到 5 万 RPS。

（5）存储方案更完备。采用实时数仓和离线数仓混合存储方案，可根据数据时效和业务要求的不同，动态分配计算和存储资源，实现有限资源的最大化利用。实时数仓适用于依赖数据实时流转的业务场景，采用流计算进行实时质控，过滤不满足应用要求的数据；离线数仓适用于依赖大数据计算的业务场景，采用批计算进行数据加工、聚合和定时批量质控。

1.3 省级通道

"健康数据高铁"省级通道可定义为省健康信息平台联通省级医院交换节点和市健康信息平台交换中心的数据链路。通道设计划分为云端、网端和源端。

1.3.1 云 端

省健康信息平台交换中心是省级通道的云端(见图1.2)。云端通常部署在省政务云,提供"健康数据高铁"的交换、计算和存储能力支撑,服务功能主要包括前置交换、数据对账、数据质控、服务性能监测、网络接入监测、数据存储监测等,监测触达源端交换节点(交换中心),设置秒级、小时级、天级三类时效的源业务数据仓。省级层面负责云端所需的硬件(如网络、服务器等)、软件(如操作系统、数据库等)等信息基础设施建设,以及安全管理、账号管理、系统漏洞修复、安全防护和应急保障等运维保障工作。

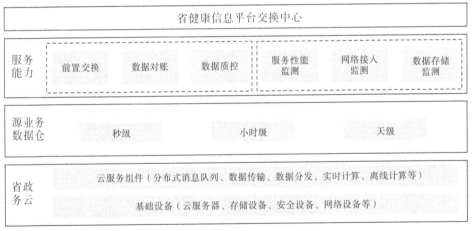

图 1.2 省级通道云端

1.3.2 网 端

网端是联通卫生业务网(卫生专网)、电子政务外网等不同专有网络的网络体系,为源端和云端的数据互通提供安全、可靠的网络服务,服务功能主要包括网络代理、准入控制、访问控制、流量监测、入侵防御、防DDoS攻击、传输通道加密、网络监控等。如图1.3所示,省级医院通过省级通道网端实现由卫生业务网到电子政务外网的联通,市健康信息平台交换中心通过电子政务外网与云端直接联通。

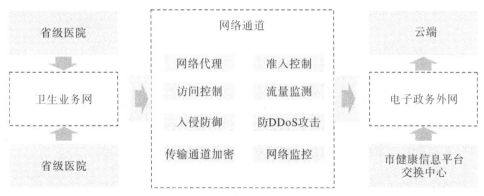

图 1.3　省级通道网端

1.2.3　源　端

　　省级医院交换节点和市健康信息平台交换中心是省级通道源端(见图 1.4)。源端主要包括前置交换、数据对账、交换监控等服务,设置秒级、小时级、天级三类时效前置库,响应云端不同时效要求,接受云端服务性能、网络接入、数据存储等方面的实时监测。源端前置库仅用于临时存放交换数据。同时源端负责本地访问控制、入侵防御、防 DDoS 攻击、准入控制、病毒监测、传输通道加密、数据安全、流量监测等安全工作。源端需进行本地交换节点(交换中心)的规范化改造,开展本地数据质控,通过系统改造或对码组件等方式完成数据转换和值域对照,满足数据传输的及时性、完整性、准确性要求。

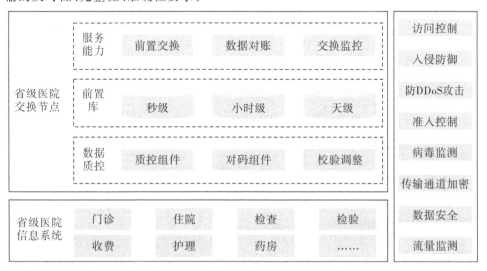

图 1.4　省级通道源端

1.4 市级通道

"健康数据高铁"市级通道可定义为市健康信息平台联通本地区市级及以下各级各类医疗卫生机构信息系统的数据链路,是"健康数据高铁"延伸到县、乡、村的重要基础设施。市级通道的技术架构和标准可参照省级通道执行。

1.4.1 云　端

市健康信息平台交换中心是市级通道的云端,同时也是省级通道的源端。市级通道云端(见图1.5)通常部署在本级政务云,分为下联区和上联区,下联区实时归集市级通道源端数据,上联区实时将数据递进归集到省级通道云端。市级层面负责本级云端所需的硬件(如网络、服务器等)、软件(如操作系统、数据库等)等信息基础设施建设,以及安全管理、账号管理、系统漏洞修复、安全防护和应急保障等运维保障工作。

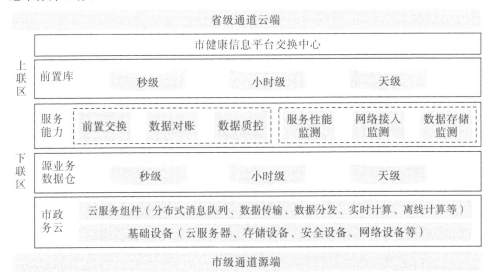

图1.5　市级通道云端

1.4.2 网　端

市级及以下各级各类医疗卫生机构信息系统可直接接入市电子政务外网,或通过本地卫生健康行政部门配置网端路由实现由卫生业务网到电子政务外网的联通。

1.4.3 源 端

源端通过市级通道向市健康信息平台实时传输数据,联通模式根据县域健康信息平台建设现状而定,具体分为两种:一是机构直联,所辖县(市、区)无区域平台的,县域内医疗卫生机构的数据直接上传至市健康信息平台;二是逐级平台汇聚,所辖县(市、区)建有区域平台的,县域内医疗卫生机构的数据在县域平台汇聚后,通过县域平台上传至市健康信息平台。

1.5 数据质控

"健康数据高铁"配套建有完善的数据质量控制体系,采用全流程分层级的理念,将数据质量控制贯穿于数据采集传输的各环节,形成"归集—反馈—整改—归集"的数据质量"螺旋式"提升。

(1)制定省域统一的数据质量评价方法,基于统一的数据传输标准和数据质量评价方法制定数据质控规则,配套建设分级管理利用的"健康数据高铁"数据质控平台,将质控规则配置到数据质控平台并动态更新,提供质控报告生成、质量问题定位、提交整改反馈等功能及第三方质控组件接口,分权限供省、市、县三级卫生健康行政部门及各级医疗卫生机构开展数据质控。同时引入人工智能质控机器人,对质控结果进行有针对性的自动提醒。

(2)市级按权限使用"健康数据高铁"数据质控平台,同时可结合本地实际需求,自主开发个性化数据质量控制组件或服务,纳入省域数据质控体系。

(3)各级各类医疗卫生机构作为数源单位,根据数据质量控制要求,同步开展数据在生产系统、交换节点等环节的全程质控,从源头保证数据传输及时、完整、准确。

第2章　数据传输方式

"健康数据高铁"的数据传输方式分为接口服务和前置机日志同步两种,均适用于所有数据集。

2.1　接口服务方式

接口服务方式基于通用网络协议和网络应用实现数据交互的请求、处理和响应,通过开放的标准通用标记语言(standard generalized markup language,SGML)来描述和构建传输消息,使得任意的系统之间,无论采用何种语言、技术架构和内部协议,都可以相互交换数据,因而具有很强的技术兼容性,适用于在异构系统之间建立桥接,但系统建设和维护成本相对较高。

2.1.1　数据传输方法

接口服务方式使用交互服务接口传输数据,交互双方通过具体的消息请求和应答完成数据传输。

数据源应发起实时的数据上传、更新,以及定时的对账请求,数据中心应答数据接收和存储的处理结果。

数据中心应在对账任务完成后,发起实时的对账结果通知请求,数据源应答通知接收和存储的结果,并补传缺失数据。

2.1.2　服务分类体系

服务分类体系可分为数据上传服务、数据更新服务、数据对账服务、数据对账结果通知服务等(见表 2.1)。

表 2.1　服务分类体系

服务名称	交易代码	交易触发点	服务提供者	服务请求者
数据上传服务	1001	数据产生,实时	数据中心	数据源
数据更新服务	1002	数据变更,实时	数据中心	数据源
数据对账服务	2001	数据对账,定时(每天)	数据中心	数据源
数据对账结果通知服务	2002	对账通知,定时(每天)	数据源	数据中心

2.1.3　交易流程

接口服务方式的交易流程包括数据上传、数据更新、数据对账、数据对账结果通知、缺失数据补传等环节。各个环节的交易时序如下。

1. 数据上传

由数据源向数据上传服务发起数据上传请求,此交易会触发数据的存储行为,数据上传服务向数据源应答上传和存储的结果信息。

数据存储服务的执行符合唯一性约束,当发生唯一性约束冲突时,数据存储服务将执行异常,数据上传服务应答异常处理结果。

数据上传交易时序图如图 2.1 所示。

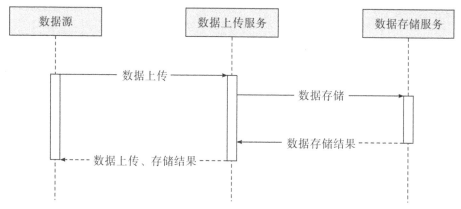

图 2.1　数据上传交易时序图

2. 数据更新

由数据源向数据更新服务发起数据更新请求,此交易会触发数据的更新行为,数据更新服务向数据源应答更新的结果信息。

数据更新服务的执行依赖已上传和存储的存量数据,当数据中心不存在要更新的原始数据记录时,数据更新服务将应答异常处理结果。

数据更新交易时序图如图2.2所示。

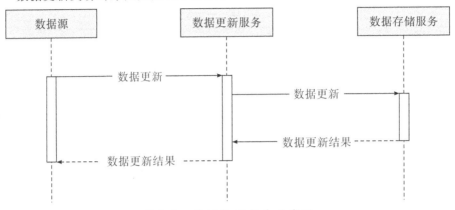

图 2.2　数据更新交易时序图

3. 数据对账

由数据源向对账索引上传服务发起数据对账请求,此交易会触发对账索引的存储行为,索引上传服务向数据源应答索引上传和存储的结果信息。

当对账索引接收数量达到数据源声明的索引数量时,索引上传服务向数据对账服务发起数据对账请求。

数据对账交易时序图如图2.3所示。

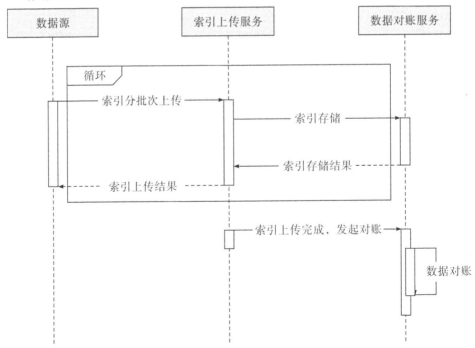

图 2.3　数据对账交易时序图

4.数据对账结果通知

数据对账完成时,由数据对账结果通知服务向数据源发起对账结果通知请求,此交易会触发对账结果的接收行为,数据源向数据对账结果通知服务应答通知接收的结果信息。

数据对账结果通知交易时序图如图 2.4 所示。

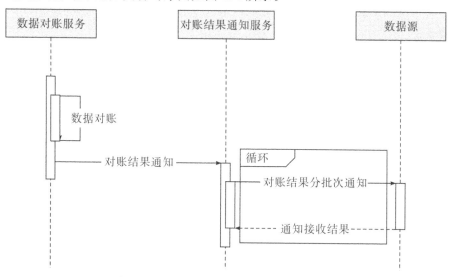

图 2.4　数据对账结果通知交易时序图

5.缺失数据补传

接收数据对账结果时,数据源应向数据上传服务发起缺失数据补传请求,缺失数据补传通过数据上传交易完成。

2.2　前置机日志同步方式

前置机日志同步方式基于数据库的主从备份协议和日志文件同步实现变更数据的捕获,通过文件系统 I/O 获取前置数据库的二进制日志,再使用与源端相同的数据库将二进制日志还原为结构化数据。常见的日志同步开源技术是 Apache Flink,采用分布式架构处理流式数据,保证流式计算链路的高可用和低延迟,适用于高频增量数据采集场景,相对的计算资源消耗较大,在同步大量数据时容易发生阻塞。

2.2.1　数据传输方法

前置机日志同步方式通过前置机进行数据传输,需搭建数据传输专用的前置数据库(见图 2.5)。

数据产生或发生变更时,数据源应在规定时间内将数据写入前置数据库。数据中心通过基于数据库日志的变更数据捕获技术,实时监听和同步前置数据库的增量数据。

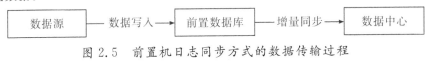

图 2.5　前置机日志同步方式的数据传输过程

2.2.2　前置机部署

为保证源端的数据规格参数统一,前置机需使用标准化的应用容器镜像进行部署。镜像内需包含数据库服务、初始化数据和数据传输依赖的计划任务等。

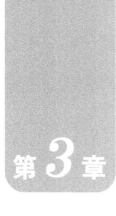

第3章 数据集分类与描述规则

本章规定了"健康数据高铁"数据集的分类体系、数据时效,以及数据元和消息元素的表示方法等。

3.1 术语和缩略语

下列术语和缩略语适用于本书。

3.1.1 术语和定义

1."健康数据高铁"

"健康数据高铁"是医疗卫生机构信息系统实时贯通的核心手段,是联通各级各类医疗卫生机构信息系统的数据传输基础设施,包括由省延伸到市的"健康数据高铁"省级通道和市域内由市延伸到县、乡、村的"健康数据高铁"市级通道两段,每段分为云端、网端和源端。

2.基本数据集

基本数据集指在特定主题下,为了满足业务信息系统规范化建设和领域内部以及领域间数据交换与共享需求,设计归纳的各个子系统(或者功能模块)所包含的最小数据元素的集合。

3.电子病历

电子病历指医务人员在医疗活动过程中使用医疗卫生机构信息系统生成的文字、符号、图表、图形、数据、影像等数字化信息,并能实现存储、管理、传输和重现的医疗记录,是病历的一种记录形式。

4. 区域健康信息平台

区域健康信息平台指以区域内健康信息的采集、存储为基础,为区域内各类医疗卫生机构开展医疗卫生服务活动提供支撑的健康信息平台。

5. 数据元

数据元指用一组属性规定其定义、标识、表示和允许值的数据单元。

6. 值域

值域指允许值的集合。

7. 标识符

标识符指在特定语境中,可唯一性地标识与之相关联的事物的一系列字符,可看作用来识别特定对象的数据元的编码值。

8. 交互

交互指医院信息平台与医院业务系统(临床服务系统、医疗管理系统、运营管理系统等)以及区域健康信息平台之间的信息交换过程。一次特定的交互可能包含多个交易。

9. 交易

交易指信息系统之间交互的一次过程。

3.1.2 缩略语

ICD:国际疾病分类(International Classification of Diseases)

ETL:数据抽取、转换、加载(Extract-Transform-Load)

3.2 数据集分类体系

"健康数据高铁"数据集分类体系如表 3.1 所示。

表 3.1 "健康数据高铁"数据集分类体系

类目	数据集名称	数据集代码
家庭医生签约	家庭医生签约记录	HDSA01.01
	家庭医生团队成员	HDSA01.02

类目	数据集名称	数据集代码
病历概要	患者基本信息	HDSD02.01
门诊就诊记录	预约记录	HDSD02.00
	挂号记录	HDSD02.02
	门诊就诊记录	HDSD02.03
门(急)诊病历	西医门(急)诊病历	HDSD03.01
	中医门诊病历	HDSD03.02
门(急)诊处方	西医门(急)诊处方	HDSD04.01
	西医门(急)诊处方明细	HDSD04.02
	中医门诊处方	HDSD04.03
	中医门诊处方明细	HDSD04.04
	中医门诊处方代煎	HDSD04.05
	中医门诊处方代煎节点	HDSD04.06
	代煎中药配送	HDSD04.07
	代煎中药配送节点	HDSD04.08
入院记录	入院记录	HDSD13.01
出院记录	出院记录	HDSD16.01

3.3 数据集时效

"健康数据高铁"数据传输需满足一定的时效要求,数据源应在数据产生后的指定时间内向数据传输服务提交数据上传请求,如表 3.2 所示。

表 3.2 数据传输时效性要求

类目	数据集名称	时效性计算依据	时效性要求	备注
家庭医生签约	家庭医生签约记录	签约日期	1 天	
	家庭医生团队成员	成员信息维护日期、时间	1 天	
病历概要	患者基本信息	建档日期、时间	1 天	

续表

类目	数据集名称	时效性计算依据	时效性要求	备注
门诊就诊记录	预约记录	预约日期、时间	10分钟	
	挂号记录	挂号日期、时间	1分钟	
	门诊就诊记录	事件发生日期、时间	1分钟	
门(急)诊病历	西医门(急)诊病历	就诊日期、时间	10分钟	
	中医门诊病历	就诊日期、时间	10分钟	
门(急)诊处方	西医门(急)诊处方	处方开立日期、时间	10分钟	
	西医门(急)诊处方明细	处方开立日期、时间	10分钟	关联西医门(急)诊处方取处方开立日期、时间
	中医门诊处方	处方开立日期、时间	10分钟	
	中医门诊处方明细	处方开立日期、时间	10分钟	关联中医门诊处方取处方开立日期、时间
	中医门诊处方代煎	处方接收日期、时间	10分钟	
	中医门诊处方代煎节点	操作日期、时间	10分钟	
	代煎中药配送	订单创建日期、时间	30分钟	
	代煎中药配送节点	节点更新日期、时间	30分钟	
入院记录	入院记录	记录日期、时间	10分钟	
出院记录	出院记录	记录日期、时间	10分钟	

3.4 数据元属性

数据元的属性包括数据元标识、数据元名称、约束、数据类型、表示格式、定义、允许值等,其中约束、数据类型、表示格式、允许值的描述规则如下。

3.4.1 约束

数据元的约束是描述一个数据元是否填充信息的限制条件(见表3.3)。

表 3.3　数据元的约束

约束	含义	说明
M	强制（Mandatory）	强制要求该数据元应填充信息,如果没有值,那么数据将不能被合法解析
C	条件可选（Conditional）	符合特定条件时必须填充信息
O	可选（Optional）	无论信息是否存在,均可选择填充或不填充

3.4.2　数据类型

数据元的数据类型如表 3.4 所示。

表 3.4　数据元的数据类型

数据类型	表示符		描述
字符型（String）	S	S1	字符形式表示的值的类型,不可枚举
		S2	字符形式表示的值的类型,枚举型,列举值不超过 3 个
		S3	字符形式表示的值的类型,代码表
数值型（Number）	N		数字字符形式表示的值的类型
日期型（Date）	D		YYYYMMDD 格式表示的值的类型
时间型（Time）	T		hhmmss 格式表示的值的类型
日期时间型（DateTime）	DT		YYYYMMDDhhmmss 格式表示的值的类型
布尔型（Boolean）	L		逻辑型,如 0 或 1
二进制（Binary）	BY		其他数据类型,如二进制流文件格式

3.4.3　表示格式

数据元的表示格式包括字符含义(见表 3.5)和字符长度两方面内容(见表 3.6)。

表 3.5　数据元的表示格式字符含义

类别	含义
A	字母字符,默认 UTF－8 编码收录字符
N	数字字符,0～9
AN	字母和(或)数字字符
D8	日期,采用 YYYYMMDD 格式表示,YYYY 表示年份,MM 表示月份,DD 表示日期
T6	时间,采用 hhmmss 格式表示,hh 表示小时,mm 表示分,ss 表示秒
DT14	日期时间,采用 YYYYMMDDhhmmss 格式表示

表 3.6 数据元的表示格式——字符长度

类别	表示方法
固定长度	在数据类型表示符后直接给出字符长度的数目,如 N4
可变长度	字符可变长度不超过定义的最大数目,如 A..18
	字符可变长度在定义的最小数目和最大数目之间,如 AN4..18
有若干行字符的长度	在固定长度或可变长度的定义后加"X",再定义最大行数,如 AN4..18X3
有小数位	在固定长度或可变长度的定义后加",",再定义小数位数,字符长度数包含整数位数、小数点位数和小数位数,如 N5,2

3.4.4 允许值

数据元的允许值有以下两种值域类型。

(1)可枚举值域:由允许值列表规定的值域,每个允许值的值和值含义均成对表示。其中,

——可选值较少的(如 3 个或以下),在"允许值"属性中直接列举。

——可选值较多的(如 3 个以上),在"允许值"属性中写出值域代码表名称或引用标准号。

(2)不可枚举值域:由描述规定的值域,在"允许值"属性中描述该值域的允许值。

3.5 消息元素属性

消息元素属性包括元素路径、基数、约束、数据类型、元素说明等,部分属性的描述规则如下。

3.5.1 基 数

消息元素的基数(见表 3.7)定义了元素在指定的位置上可以重复出现的次数的最小值和最大值,表示格式为 a..b,其中:

——a 表示消息元素出现的最小次数(minOccurs),该值可以是 0 或正整数。当 a 的值为 0 时,消息元素是可选的;当 a 的值为 1 或更大时,消息元素是必需的,且至少出现 a 次。

——b 表示消息元素出现的最大次数(maxOccurs),该值可以是正整数或术语

"＊"(unbounded)。当 b 的值为正整数时,消息元素最多可以重复出现 b 次;当 b 的值为"＊"时,消息元素可以重复出现无限次。

表3.7　消息元素的基数

基数	含义
0..1	消息元素是可选的,最多只能出现一次
0..＊	消息元素是可选的,可以重复出现无限次
1..1	消息元素是必需的,且只能出现一次
1..＊	消息元素是必需的,可以重复出现无限次

3.5.2　约　束

消息元素的约束(见表3.8)是描述消息元素是否填充信息的限制条件。

表3.8　消息元素的约束

约束	含义	说明
M	强制(Mandatory)	强制要求必须填充信息。如果该元素没有值或者没有定义缺省值,那么消息将不能被合法解析
C	条件可选(Conditional)	符合特定条件时必须填充信息。条件可选元素应注明必填条件
O	可选(Optional)	可选。无论元素信息是否存在,均可选择填充或不填充

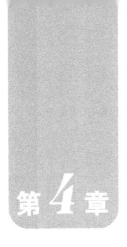

第4章　患者基本信息数据集

本章规定了患者基本信息数据传输的模板、消息架构的要求以及对消息内容的一系列约束。

本章适用于各级医疗卫生机构信息系统与区域健康信息平台之间的患者基本信息数据传输。

4.1 数据元属性

患者基本信息数据集的数据元属性如表4.1所示。

表 4.1　患者基本信息的数据元属性

数据元标识	数据元名称	约束	数据类型	表示格式	定义	允许值
tyshxydm	统一社会信用代码	M	S1	AN18	联合主键。医疗卫生机构的18位统一社会信用代码	
yljgdm	医疗卫生机构代码	C	S1	AN..30	为患者提供诊疗服务的医疗卫生机构,经"医疗卫生机构执业许可证"登记的,并按照特定编码体系填写的22位代码	
yljgmc	医疗卫生机构名称	M	S1	AN..50	医疗卫生机构的组织机构名称。若有多个机构名称,必须填写第一名称	

数据元标识	数据元名称	约束	数据类型	表示格式	定义	允许值
yqdm	院区代码	M	S1	AN..10	联合主键。医疗卫生机构院区的顺序号代码。无多院区的,可自定义代码,例如"01"。联合统一社会信用代码唯一标识一个机构	
yqmc	院区名称	C	S1	AN..50	医疗卫生机构院区的名称	
sfzjlbdm	身份证件类别代码	M	S3	N2	患者身份证件所属类别在特定编码体系中的代码	CV02.01.101
sfzjhm	身份证件号码	M	S1	AN..20	联合主键。患者的身份证件上的唯一法定标识符	
hzxm	患者姓名	M	S1	AN..50	患者本人在公安户籍管理部门正式登记注册的姓氏和名称	
xbdm	性别代码	M	S3	N1	患者生理性别在特定编码体系中的代码	GB/T 2261.1
csny	出生年月	O	N	N6	患者出生当日的公元纪年日期的完整描述。YYYYMM格式	
mzblh	门(急)诊病历号	M	S1	AN..50	联合主键。患者在医疗卫生机构内部的唯一标识,每次就诊不变。若门诊住院患者唯一标识统一,同住院病案号	
zybah	住院病案号	M	S1	AN..50	患者在医疗卫生机构住院或建立家庭病床的病案号,每次住院不变。若门诊住院患者唯一标识统一,同门(急)诊病历号	
ybkh	医保卡号	O	S1	AN..20	患者医保卡的唯一标识	
hzdhhm	患者电话号码	O	S1	AN..50	患者本人的电话号码,包括国际、国内区号和分机号	
gjdm	国籍代码	O	S3	AN3	患者所属国籍在特定编码体系中的代码	GB/T 2659
mzdm	民族代码	O	S3	AN2	患者所属民族在特定编码体系中的代码	GB/T 3304
hyzkdm	婚姻状况代码	O	S3	AN2	患者当前婚姻状况在特定编码体系中的代码	GB/T 2261.2

续表

数据元标识	数据元名称	约束	数据类型	表示格式	定义	允许值
xldm	学历代码	O	S3	AN2	患者受教育最高程度的类别代码	GB/T 4658
zylbdm	职业类别代码	O	S3	AN2	患者当前从事的职业类别在特定编码体系中的代码	GB/T 2261.4
gzdwmc	工作单位名称	O	S1	AN..50	患者所在的工作单位名称	
xzqhdm	常住地址—行政区划代码	M	S3	N6	患者本人常住地址中的县(市、区)的6位行政区划代码	
czdz	常住地址—详细地址	M	S1	AN..200	患者本人常住地址的描述	
jjlxrxm	紧急联系人姓名	O	S1	AN..50	联系人在公安户籍管理部门正式登记注册的姓氏和名称	
jjlxrdhhm	紧急联系人电话号码	O	S1	AN..50	联系人的电话号码,包括国际、国内区号和分机号	
jdrqsj	建档日期时间	M	DT	DT14	患者院内建档完成时的公元纪年日期和时间的完整描述。YYYYMMDDhhmmss格式	

4.2 消息元素属性

患者基本信息数据集的消息元素属性分为数据上传和更新、数据对账、数据对账结果通知,具体如下。

4.2.1 数据上传和更新

1.请求消息

患者基本信息数据上传和更新的请求消息模型符合患者基本信息数据元属性的定义。消息的元素属性如表4.2所示。

表 4.2　患者基本信息数据上传和更新的请求消息元素属性

元素路径	基数	约束	数据类型	元素说明
request_biz	1..1	M	Any	请求业务参数体
request_biz/tyshxydm	1..1	M	String	统一社会信用代码
request_biz/yljgdm	0..1	C	String	医疗卫生机构代码
request_biz/yljgmc	1..1	M	String	医疗卫生机构名称
request_biz/yqdm	1..1	M	String	院区代码
request_biz/yqmc	0..1	C	String	院区名称
request_biz/sfzjlbdm	1..1	M	String	身份证件类别代码
request_biz/sfzjhm	1..1	M	String	身份证件号码
request_biz/hzxm	1..1	M	String	患者姓名
request_biz/xbdm	1..1	M	String	性别代码
request_biz/csny	0..1	O	Number	出生年月
request_biz/mzblh	1..1	M	String	门(急)诊病历号
request_biz/zybah	1..1	M	String	住院病案号
request_biz/ybkh	0..1	O	String	医保卡号
request_biz/hzdhhm	0..1	O	String	患者电话号码
request_biz/gjdm	0..1	O	String	国籍代码
request_biz/mzdm	0..1	O	String	民族代码
request_biz/hyzkdm	0..1	O	String	婚姻状况代码
request_biz/xldm	0..1	O	String	学历代码
request_biz/zylbdm	0..1	O	String	职业类别代码
request_biz/gzdwmc	0..1	O	String	工作单位名称
request_biz/xzqhdm	1..1	M	String	常住地址—行政区划代码
request_biz/czdz	1..1	M	String	常住地址—详细地址
request_biz/jjlxrxm	0..1	O	String	紧急联系人姓名
request_biz/jjlxrdhhm	0..1	O	String	紧急联系人电话号码
request_biz/jdrqsj	1..1	M	DateTime	建档日期时间

2. 响应消息

患者基本信息数据上传和更新的响应消息元素属性如表 4.3 所示。

表 4.3   患者基本信息数据上传和更新的响应消息元素属性

元素路径	基数	约束	数据类型	元素说明
response_biz	1..1	M	Any	响应业务参数体
response_biz/sfzjhm	1..1	M	String	身份证件号码
response_biz/mzblh	1..1	M	String	门（急）诊病历号
response_biz/load_time	1..1	M	DateTime	存储时间。表示格式 DT14，YYYYMMDDhhmmss 格式

4.2.2   数据对账

1.请求消息

患者基本信息数据对账的请求消息元素属性如表 4.4 所示。

表 4.4   患者基本信息数据对账的请求消息元素属性

元素路径	基数	约束	数据类型	元素说明
request_biz	1..1	M	Any	请求业务参数体
request_biz/data_date	1..1	M	Date	数据上传日期。发起对账时的前一天，表示格式 D8，YYYYMMDD 格式
request_biz/check_serial	1..1	M	String	对账流水号。一次对账分多个批次请求时，每次请求的对账流水号相同
request_biz/index_amount	1..1	M	Number	索引数量。发起对账时的前一天应上传的数据数量
request_biz/batch_amount	1..1	M	Number	批次数量。索引数量超过 10000 时需分为多个批次上传，例如索引数量为 25000 时，批次数量应不少于 3
request_biz/batch_sequence	1..1	M	Number	当前批次顺序号。从 1 开始，最大不超过批次数量
request _ biz/batch _ index _amount	1..1	M	Number	当前批次索引数量，不超过 10000
request _ biz/batch _ index _list	1..1	M	List	当前批次索引列表
request _ biz/batch _ index _ list/index	1.. *	M	Any	索引参数体

元素路径	基数	约束	数据类型	元素说明
request _ biz/batch _ index _ list/index/sfzjhm	1..1	M	String	身份证件号码
request _ biz/batch _ index _ list/index/mzblh	1..1	M	String	门(急)诊病历号

2.响应消息

患者基本信息数据对账的响应消息元素属性如表4.5所示。

表 4.5　患者基本信息数据对账的响应消息元素属性

元素路径	基数	约束	数据类型	元素说明
response_biz	1..1	M	Any	响应业务参数体
response_biz/check_serial	1..1	M	String	对账流水号
response _ biz/index _ amount _receive	1..1	M	Number	接收索引数量

4.2.3　数据对账结果通知

1.请求消息

患者基本信息数据对账结果通知的请求消息元素属性如表4.6所示。

表 4.6　患者基本信息数据对账结果通知的请求消息元素属性

元素路径	基数	约束	数据类型	元素说明
request_biz	1..1	M	Any	请求业务参数体
request_biz/data_date	1..1	M	Date	数据上传日期。发起对账时的前一天,表示格式 D8,YYYYMMDD格式
request_biz/check_serial	1..1	M	String	对账流水号。同对账时的对账流水号。一次对账结果分多个批次请求时,每次请求的对账流水号相同
request_biz/index_amount	1..1	M	Number	索引数量。发起对账时的前一天应上传的数据数量
request _ biz/index _ amount _miss	1..1	M	Number	缺失索引数量

续表

元素路径	基数	约束	数据类型	元素说明
request_biz/batch_amount	1..1	M	Number	批次数量。缺失索引数量超过10000 时需分为多个批次通知,例如缺失索引数量为 25000 时,批次数量应不少于 3
request_biz/batch_sequence	1..1	M	Number	当前批次顺序号。从 1 开始,最大不超过批次数量
request_biz/batch_index_list	1..1	M	List	当前批次缺失索引列表
request_biz/batch_index_list/index	1..*	M	Any	索引参数体
request_biz/batch_index_list/index/sfzjhm	1..1	M	String	身份证件号码
request_biz/batch_index_list/index/mzblh	1..1	M	String	门(急)诊病历号

2. 响应消息

患者基本信息数据对账结果通知的响应消息元素属性如表 4.7 所示。

表 4.7　患者基本信息数据对账结果通知的响应消息元素属性

元素路径	基数	约束	数据类型	元素说明
response_biz	1..1	M	Any	响应业务参数体
response_biz/receive_time	1..1	M	String	对账结果通知接收时间。表示格式DT14,YYYYMMDDhhmmss 格式

4.3 消息示例

本节描述的消息示例为加密前的原始明文,非传输时接口接收和应答的报文示例。

——发送请求时应使用约定的加密算法和密钥对明文消息进行加密,得到加密报文。

——接收应答时应使用约定的加密算法和密钥对加密报文进行解密,得到明文消息。

4.3.1 数据上传和更新

1. 请求消息示例

```
<request_biz>
    <tyshxydm>统一社会信用代码</tyshxydm>
    <yljgdm>医疗卫生机构代码</yljgdm>
    <yljgmc>医疗卫生机构名称</yljgmc>
    <yqdm>院区代码</yqdm>
    <yqmc>院区名称</yqmc>
    <sfzjlbdm>身份证件类别代码</sfzjlbdm>
    <sfzjhm>身份证件号码</sfzjhm>
    <hzxm>患者姓名</hzxm>
    <xbdm>性别代码</xbdm>
    <csny>出生年月</csny>
    <mzblh>门(急)诊病历号</mzblh>
    <zybah>住院病案号</zybah>
    <ybkh>医保卡号</ybkh>
    <hzdhhm>患者电话号码</hzdhhm>
    <gjdm>国籍代码</gjdm>
    <mzdm>民族代码</mzdm>
    <hyzkdm>婚姻状况代码</hyzkdm>
    <xldm>学历代码</xldm>
    <zylbdm>职业类别代码</zylbdm>
    <gzdwmc>工作单位名称</gzdwmc>
    <xzqhdm>常住地址－行政区划代码</xzqhdm>
    <czdz>常住地址－详细地址</czdz>
    <jjlxrxm>紧急联系人姓名</jjlxrxm>
    <jjlxrdhhm>紧急联系人电话号码</jjlxrdhhm>
    <jdrqsj>建档日期时间</jdrqsj>
</request_biz>
```

2. 响应消息示例

```
<response_biz>
    <sfzjhm>身份证件号码</sfzjhm>
    <mzblh>门(急)诊病历号</mzblh>
    <load_time>存储时间</load_time>
</response_biz>
```

4.3.2 数据对账

1. 请求消息示例

```
<request_biz>
    <data_date>数据上传日期</data_date>
    <check_serial>对账流水号</check_serial>
    <index_amount>索引数量</index_amount>
    <batch_amount>批次数量</batch_amount>
    <batch_sequence>当前批次顺序号</batch_sequence>
    <batch_index_amount>当前批次索引数量</batch_index_amount>
    <batch_index_list>
        <index>
            <sfzjhm>身份证件号码</sfzjhm>
            <mzblh>门(急)诊病历号</mzblh>
        </index>
        <index>
            <sfzjhm>身份证件号码</sfzjhm>
            <mzblh>门(急)诊病历号</mzblh>
        </index>
    </batch_index_list>
</request_biz>
```

2. 响应消息示例

```
<response_biz>
    <check_serial>对账流水号</check_serial>
    <index_amount_receive>接收索引数量</index_amount_receive>
</response_biz>
```

4.3.3　数据对账结果通知

1. 请求消息示例

```
<request_biz>
    <data_date>数据上传日期</data_date>
    <check_serial>对账流水号</check_serial>
    <index_amount>索引数量</index_amount>
    <index_amount_miss>缺失索引数量</index_amount_miss>
    <batch_amount>批次数量</batch_amount>
    <batch_sequence>当前批次顺序号</batch_sequence>
    <batch_index_list>
        <index>
            <sfzjhm>身份证件号码</sfzjhm>
            <mzblh>门(急)诊病历号</mzblh>
        </index>
        <index>
            <sfzjhm>身份证件号码</sfzjhm>
            <mzblh>门(急)诊病历号</mzblh>
        </index>
    </batch_index_list>
</request_biz>
```

2. 响应消息示例

```
<response_biz>
    <receive_time>对账结果通知接收时间</receive_time>
</response_biz>
```

 门诊就诊记录数据集

本章规定了门诊就诊记录数据传输的模板、消息架构的要求以及对消息内容的一系列约束。

本章适用于各级医疗卫生机构信息系统与区域健康信息平台之间的门诊就诊记录数据传输。

5.1 数据元属性

门诊就诊记录数据集分为预约记录子集、挂号记录子集和门诊就诊记录子集。

5.1.1 预约记录

预约记录子集适用于预约挂号的预约信息的数据传输。

预约记录子集的数据元属性如表5.1所示。

表 5.1 预约记录的数据元属性

数据元标识	数据元名称	非空约束	数据类型	表示格式	定义	允许值
tyshxydm	统一社会信用代码	M	S1	AN18	联合主键。医疗卫生机构的18位统一社会信用代码	
yljgdm	医疗卫生机构代码	C	S1	AN..30	为患者提供诊疗服务的医疗卫生机构,经"医疗卫生机构执业许可证"登记的,并按照特定编码体系填写的22位代码	

数据元标识	数据元名称	非空约束	数据类型	表示格式	定义	允许值
yljgmc	医疗卫生机构名称	M	S1	AN..50	医疗卫生机构的组织机构名称。若有多个机构名称，必须填写第一名称	
yqdm	院区代码	M	S1	AN..10	联合主键。医疗卫生机构院区的顺序号代码。无多院区的，可自定义代码，例如"01"。联合统一社会信用代码唯一标识一个机构	
yqmc	院区名称	C	S1	AN..50	医疗卫生机构院区的名称	
sfzjlbdm	身份证件类别代码	M	S3	N2	患者身份证件所属类别在特定编码体系中的代码	CV02.01.101
sfzjhm	身份证件号码	M	S1	AN..20	患者的身份证件上的唯一法定标识符	
hzxm	患者姓名	M	S1	AN..50	患者本人在公安户籍管理部门正式登记注册的姓氏和名称	
yylsh	预约流水号	C	S1	AN..20	联合主键。预约记录的唯一标识	
jzrq	就诊日期	M	D	D8	就诊日期。YYYYMMDD 格式	
jzsd	就诊时段	O	S1	AN..50	就诊时段的描述。例如"上午8:00—9:00"	
jzksbzdm	就诊科室标准代码	O	S3	AN..10	就诊科室的标准代码	CVX—KSDM
jzksyynbmc	就诊科室医院内部名称	M	S1	AN..50	就诊科室的医院内部名称	
jzkswz	就诊科室位置	O	S1	AN..200	就诊科室位置的描述	
jzysxm	接诊医师姓名	O	S1	AN..50	接诊医师签署的在公安户籍管理部门正式登记注册的姓氏和名称	
yyrqsj	预约日期时间	M	DT	DT14	预约挂号的操作时间。YYYYMMDDhhmmss 格式	
qxyybz	取消预约标志	M	S2	N1	标识是否取消预约。取消预约时更新	0.正常 1.取消预约

续表

数据元标识	数据元名称	非空约束	数据类型	表示格式	定义	允许值
scbz	删除标志	M	S2	N1	数据逻辑删除标志	0. 正常 1. 删除
sjgxsj	数据更新时间	M	DT	DT14	数据更新时间。 YYYYMMDDhhmmss 格式	

5.1.2 挂号记录

挂号记录子集适用于预约挂号以及非预约挂号(当日挂号)的挂号信息的数据传输。

a)预约挂号:在预约取号完成时产生并上报数据。

b)非预约挂号:在挂号完成时产生并上报数据。

挂号记录子集的数据元属性如表5.2所示。

表 5.2 挂号记录的数据元属性

数据元标识	数据元名称	非空约束	数据类型	表示格式	定义	允许值
tyshxydm	统一社会信用代码	M	S1	AN18	联合主键,外键,关联预约记录。医疗卫生机构的18位统一社会信用代码	
yljgdm	医疗卫生机构代码	C	S1	AN..30	为患者提供诊疗服务的医疗卫生机构,经"医疗卫生机构执业许可证"登记的,并按照特定编码体系填写的22位代码	
yljgmc	医疗卫生机构名称	M	S1	AN..50	医疗卫生机构的组织机构名称。若有多个机构名称,必须填写第一名称	
yqdm	院区代码	M	S1	AN..10	联合主键,外键,关联预约记录。医疗卫生机构院区的顺序号代码。无多院区可自定义代码,例如"01"。联合统一社会信用代码唯一标识一个机构	
yqmc	院区名称	C	S1	AN..50	医疗卫生机构院区的名称	

数据元标识	数据元名称	非空约束	数据类型	表示格式	定义	允许值
sfzjlbdm	身份证件类别代码	M	S3	N2	患者身份证件所属类别在特定编码体系中的代码	CV02.01.101
sfzjhm	身份证件号码	M	S1	AN..20	患者的身份证件上的唯一法定标识符	
hzxm	患者姓名	M	S1	AN..50	患者本人在公安户籍管理部门正式登记注册的姓氏和名称	
ghlsh	挂号流水号	M	S1	AN..50	联合主键。挂号记录的唯一标识	
jzrq	就诊日期	M	D	D8	就诊日期。YYYYMMDD 格式	
jzsd	就诊时段	O	S1	AN..50	就诊时段的描述。例如"上午8:00—9:00"	
yylsh	预约流水号	C	S1	AN..20	外键,关联预约记录。预约挂号情形必选。预约记录的唯一标识	
jzbh	就诊编号	M	S1	AN..20	号源的编号	
jzksbzdm	就诊科室标准代码	O	S3	AN..10	就诊科室的标准代码	CVX—KSDM
jzksyynbmc	就诊科室医院内部名称	M	S1	AN..50	就诊科室的医院内部名称	
jzkswz	就诊科室位置	M	S1	AN..200	就诊科室位置的描述	
jzysxm	接诊医师姓名	O	S1	AN..50	接诊医师签署的在公安户籍管理部门正式登记注册的姓氏和名称	
ynjzmlx	院内就诊码类型	M	S2	N1	患者身份标识的介质类型。填院内通用的就诊码类型,支持签到、取药、检查检验、报告查询等环节使用	1.Code128条码 2.二维条码 3.文本
ynjzmz	院内就诊码值	M	S1	AN..500	患者身份标识。填院内通用的就诊码值,支持签到、取药、检查检验、报告查询等环节使用	

续表

数据元标识	数据元名称	非空约束	数据类型	表示格式	定义	允许值
yybz	预约标志	M	S2	N1	标识是否预约挂号	1.预约挂号 2.非预约挂号 9.未知
ghfsdm	挂号方式代码	M	S2	N1	挂号方式在特定编码体系中的代码	CVX—GHFSDM
ghrqsj	挂号日期时间	M	DT	DT14	挂号的操作时间,预约挂号情形填取号时间。YYYYMMDDhhmmss格式	
thbz	退号标志	M	S2	N1	标识是否取消预约或退号。取消预约或退号时更新	0.正常 1.退号
scbz	删除标志	M	S2	N1	数据逻辑删除标志	0.正常 1.删除
sjgxsj	数据更新时间	M	DT	DT14	数据更新时间。YYYYMMDDhhmmss格式	

5.1.3 门诊就诊记录

门诊就诊记录子集适用于签到、接诊、账单支付、取药签到、取药、检查预约成功、报告产生等就诊事件的数据传输,数据填写说明如表5.3所示。

表5.3 门诊就诊记录的数据填写说明

就诊事件	约束	数据填写说明
签到事件	发生业务时必选,多次签到上报多条数据	1.事件发生日期时间:填签到时间。 2.提醒内容:通常包含就诊日期、就诊科室、号源编号、签到是否成功等元素,例如"9月5日上午消化内科2号签到成功,等待叫号"
接诊事件	发生业务时必选,一次就诊上报一条数据	1.事件发生日期时间:填接诊时间,即患者首次进入诊室、医师开始提供诊疗服务的时间。 2.提醒内容:通常包含接诊医生等元素,例如"张三医生为您接诊"
处方账单支付事件	发生业务时必选,多张处方上报多条数据	1.事件发生日期时间:填支付时间。 2.提醒内容:通常包含取药地点(或取药签到地点)等元素,例如"请到2楼5号窗口取药(请到2楼B区取药签到)"

就诊事件	约束	数据填写说明
检查账单支付事件	发生业务时必选,多个项目上报多条数据	1.事件发生日期时间:填支付时间。 2.提醒内容:通常包含检查执行地点(或检查预约地点)等元素,例如"请到2号楼1楼预约检查项目"。 3.特定必选:诊疗项目名称必选,填检查项目名称
检验账单支付事件	发生业务时必选,多个项目上报多条数据	1.事件发生日期时间:填支付时间。 2.提醒内容:通常包含检验采样地点等元素,例如"请到3号楼2楼抽血"。 3.特定必选:诊疗项目名称必选,填检验项目名称
取药签到事件	发生业务时必选,多次签到上报多条数据	1.事件发生日期时间:填取药签到时间。 2.提醒内容:通常包含取药地点等元素,例如"请到3号窗口取药"
取药事件	发生业务时必选,多次取药上报多条数据	1.事件发生日期时间:填取药时间。 2.提醒内容:通常包含用药提醒等元素
检查预约成功事件	发生业务时必选,多次预约上报多条数据	1.事件发生日期时间:填检查预约成功时间。 2.提醒内容:通常包含检查项目、检查时间、检查执行地点等元素,例如"预约胃镜检查9月4日上午,2号楼206室"。 3.特定必选:诊疗项目名称必选,填检查项目名称
报告产生事件	发生业务时必选,多次报告上报多条数据	1.事件发生日期时间:填检查或检验报告出具时间。 2.提醒内容:通常包含检查项目等元素,例如"胃镜检查报告已出,请及时查看"。 3.特定必选:诊疗项目名称必选,填检查或检验项目名称;报告单号必选,填检查或检验报告单号

门诊就诊记录子集的数据元属性如表5.4所示。

表5.4 门诊就诊记录的数据元属性

数据元标识	数据元名称	非空约束	数据类型	表示格式	定义	允许值
tyshxydm	统一社会信用代码	M	S1	AN18	联合主键。外键,关联挂号记录。医疗卫生机构的18位统一社会信用代码	

续表

数据元标识	数据元名称	非空约束	数据类型	表示格式	定义	允许值
yljgdm	医疗卫生机构代码	C	S1	AN..30	为患者提供诊疗服务的医疗卫生机构,经"医疗卫生机构执业许可证"登记的,并按照特定编码体系填写的22位代码	
yljgmc	医疗卫生机构名称	M	S1	AN..50	医疗卫生机构的组织机构名称。若有多个机构名称,必须填写第一名称	
yqdm	院区代码	M	S1	AN..10	联合主键,外键,关联挂号记录。医疗卫生机构院区的顺序号代码。无多院区可自定义代码,例如"01"。联合统一社会信用代码唯一标识一个机构	
yqmc	院区名称	C	S1	AN..50	医疗卫生机构院区的名称	
mzlsh	门诊流水号	C	S1	AN..50	按照某一特定编码规则赋予门诊就诊的顺序号。开始接诊后填写	
ghlsh	挂号流水号	M	S1	AN..50	联合主键,外键,关联挂号记录。挂号记录的唯一标识	
sjbs	事件标识	M	S1	AN..50	联合主键。联合挂号流水号唯一标识一个就诊事件	
sjbm	事件编码	M	S3	AN..10	就诊事件的标准编码,暂无标准编码的填写"999"	CVX—JZSJDM
sjmc	事件名称	M	S3	AN..20	就诊事件的名称。暂无标准编码的填写实际名称	
sjfsrqsj	事件发生日期时间	M	DT	DT14	就诊事件发生时的公元纪年日期和时间的完整描述,YYYYMMDDhhmmss格式	
zlxmmc	诊疗项目名称	C	S1	AN..500	检查和检验相关事件必选。医师开具的检查或检验等诊疗项目的名称	有多个名称时以"|"分隔

续表

数据元标识	数据元名称	非空约束	数据类型	表示格式	定义	允许值
zysx	注意事项	C	S1	AN..1000	医师开具的检查或检验等诊疗项目的注意事项,若有建议填写	
bgdh	报告单号	C	S1	AN..50	报告产生事件必选。按照某一特定编码规则赋予检查或检验报告单的顺序号	
txbz	提醒标志	M	S2	N1	标识是否需要对患者下一步操作进行提醒	0.否 1.是
txnr	提醒内容	M	S1	AN..1000	关键信息。患者下一步操作提醒内容的描述,参考表3,例如"处方账单支付事件"中给出提醒内容"请到2楼药房4号窗口取药"	
scbz	删除标志	M	S2	N1	数据逻辑删除标志	0.正常 1.删除
sjgxsj	数据更新时间	M	DT	DT14	数据更新时间。YYYYMMDDhhmmss 格式	

5.2 消息元素属性

门诊就诊记录数据集分为预约记录子集、挂号记录子集和门诊就诊记录子集。

5.2.1 预约记录

预约记录子集的消息元素属性分为数据上传和更新、数据对账、数据对账结果通知,具体如下。

1. 数据上传和更新

(1)请求消息

预约记录数据上传和更新的请求消息模型符合预约记录数据元属性的定义。消息的元素属性如表 5.5 所示。

表 5.5　预约记录数据上传和更新的请求消息元素属性

元素路径	基数	约束	数据类型	元素说明
request_biz	1..1	M	Any	请求业务参数体
request_biz/tyshxydm	1..1	M	String	统一社会信用代码
request_biz/yljgdm	0..1	C	String	医疗卫生机构代码
request_biz/yljgmc	1..1	M	String	医疗卫生机构名称
request_biz/yqdm	1..1	M	String	院区代码
request_biz/yqmc	0..1	C	String	院区名称
request_biz/sfzjlbdm	1..1	M	String	身份证件类别代码
request_biz/sfzjhm	1..1	M	String	身份证件号码
request_biz/hzxm	1..1	M	String	患者姓名
request_biz/yylsh	1..1	M	String	预约流水号
request_biz/jzrq	1..1	M	Date	就诊日期
request_biz/jzsd	0..1	O	String	就诊时段
request_biz/jzksbzdm	0..1	O	String	就诊科室标准代码
request_biz/jzksyynbmc	1..1	M	String	就诊科室医院内部名称
request_biz/jzkswz	0..1	O	String	就诊科室位置
request_biz/jzysxm	0..1	O	String	接诊医师姓名
request_biz/yyrqsj	1..1	M	DateTime	预约日期时间
request_biz/qxyybz	1..1	M	String	取消预约标志
request_biz/scbz	1..1	M	String	删除标志
request_biz/sjgxsj	1..1	M	DateTime	数据更新时间

（2）响应消息

预约记录数据上传和更新的响应消息元素属性如表 5.6 所示。

表 5.6　预约记录数据上传和更新的响应消息元素属性

元素路径	基数	约束	数据类型	元素说明
response_biz	1..1	M	Any	响应业务参数体
response_biz/yylsh	1..1	M	String	预约流水号
response_biz/load_time	1..1	M	DateTime	存储时间。表示格式 DT14，YYYYMMDDhhmmss 格式

2. 数据对账

（1）请求消息

预约记录数据对账的请求消息元素属性如表 5.7 所示。

表 5.7 预约记录数据对账的请求消息元素属性

元素路径	基数	约束	数据类型	元素说明
request_biz	1..1	M	Any	请求业务参数体
request_biz/data_date	1..1	M	Date	数据上传日期。发起对账时的前一天，表示格式 D8，YYYYMMDD 格式
request_biz/check_serial	1..1	M	String	对账流水号。一次对账分多个批次请求时，每次请求的对账流水号相同
request_biz/index_amount	1..1	M	Number	索引数量。发起对账时的前一天应上传的数据数量
request_biz/batch_amount	1..1	M	Number	批次数量。索引数量超过 10000 时需分为多个批次上传，例如索引数量为 25000 时，批次数量应 $\geqslant 3$
request_biz/batch_sequence	1..1	M	Number	当前批次顺序号。从 1 开始，最大不超过批次数量
request_biz/batch_index_amount	1..1	M	Number	当前批次索引数量。不超过 10000
request_biz/batch_index_list	1..1	M	List	当前批次索引列表
request_biz/batch_index_list/index	1..*	M	Any	索引参数体
request_biz/batch_index_list/index/yylsh	1..1	M	String	预约流水号

（2）响应消息

预约记录数据对账的响应消息元素属性如表 5.8 所示。

表 5.8 预约记录数据对账的响应消息元素属性

元素路径	基数	约束	数据类型	元素说明
response_biz	1..1	M	Any	响应业务参数体
response_biz/check_serial	1..1	M	String	对账流水号
response_biz/index_amount_receive	1..1	M	Number	接收索引数量

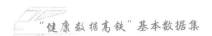

3. 数据对账结果通知

（1）请求消息

预约记录数据对账结果通知的请求消息元素属性如表5.9所示。

表 5.9 预约记录数据对账结果通知的请求消息元素属性

元素路径	基数	约束	数据类型	元素说明
request_biz	1..1	M	Any	请求业务参数体
request_biz/data_date	1..1	M	Date	数据上传日期。发起对账时的前一天，表示格式 D8，YYYYMMDD 格式
request_biz/check_serial	1..1	M	String	对账流水号。同对账索引上传时的对账流水号。一次对账结果分多个批次请求时，每次请求的对账流水号相同
request_biz/index_amount	1..1	M	Number	索引数量。发起对账时的前一天应上传的数据数量
request_biz/index_amount_miss	1..1	M	Number	缺失索引数量
request_biz/batch_amount	1..1	M	Number	批次数量。缺失索引数量超过10000 时需分为多个批次通知，例如缺失索引数量为 25000 时，批次数量应≥3
request_biz/batch_sequence	1..1	M	Number	当前批次顺序号。从 1 开始，最大不超过批次数量
request_biz/batch_index_list	1..1	M	List	当前批次缺失索引列表
request_biz/batch_index_list/index	1..*	M	Any	索引参数体
request_biz/batch_index_list/index/yylsh	1..1	M	String	预约流水号

（2）响应消息

预约记录数据对账结果通知的响应消息元素属性如表5.10所示。

表 5.10　预约记录数据对账结果通知的响应消息元素属性

元素路径	基数	约束	数据类型	元素说明
response_biz	1..1	M	Any	响应业务参数体
response_biz/receive_time	1..1	M	String	对账结果通知接收时间。表示格式 DT14，YYYYMMDDhhmmss 格式

5.2.2　挂号记录

挂号记录子集的消息元素属性分为数据上传和更新、数据对账、数据对账结果通知，具体如下。

1. 数据上传和更新

（1）请求消息

挂号记录数据上传和更新的请求消息模型符合挂号记录数据元属性的定义。消息的元素属性如表 5.11 所示。

表 5.11　挂号记录数据上传和更新的请求消息元素属性

元素路径	基数	约束	数据类型	元素说明
request_biz	1..1	M	Any	请求业务参数体
request_biz/tyshxydm	1..1	M	String	统一社会信用代码
request_biz/yljgdm	0..1	C	String	医疗卫生机构代码
request_biz/yljgmc	1..1	M	String	医疗卫生机构名称
request_biz/yqdm	1..1	M	String	院区代码
request_biz/yqmc	0..1	C	String	院区名称
request_biz/sfzjlbdm	1..1	M	String	身份证件类别代码
request_biz/sfzjhm	1..1	M	String	身份证件号码
request_biz/hzxm	1..1	M	String	患者姓名
request_biz/ghlsh	1..1	M	String	挂号流水号
request_biz/jzrq	1..1	M	Date	就诊日期
request_biz/jzsd	0..1	O	String	就诊时段
request_biz/yylsh	0..1	C	String	预约流水号
request_biz/jzbh	1..1	M	String	就诊编号

续表

元素路径	基数	约束	数据类型	元素说明
request_biz/jzksbzdm	1..1	M	String	就诊科室标准代码
request_biz/jzksyynbmc	1..1	M	String	就诊科室医院内部名称
request_biz/jzkswz	1..1	M	String	就诊科室位置
request_biz/jzysxm	0..1	O	String	接诊医师姓名
request_biz/ynjzmlx	1..1	M	String	院内就诊码类型
request_biz/ynjzmz	1..1	M	String	院内就诊码值
request_biz/yybz	1..1	M	String	预约标志
request_biz/ghfsdm	1..1	M	String	挂号方式代码
request_biz/ghrqsj	1..1	M	DateTime	挂号日期时间
request_biz/thbz	1..1	M	String	退号标志
request_biz/scbz	1..1	M	String	删除标志
request_biz/sjgxsj	1..1	M	DateTime	数据更新时间

(2)响应消息

挂号记录数据上传和更新的响应消息元素属性如表5.12所示。

表5.12　挂号记录数据上传和更新的响应消息元素属性

元素路径	基数	约束	数据类型	元素说明
response_biz	1..1	M	Any	响应业务参数体
response_biz/ghlsh	1..1	M	String	挂号流水号
response_biz/load_time	1..1	M	DateTime	存储时间。表示格式DT14，YYYYMMDDhhmmss格式

2. 数据对账

(1)请求消息

挂号记录数据对账的请求消息元素属性如表5.13所示。

表5.13　挂号记录数据对账的请求消息元素属性

元素路径	基数	约束	数据类型	元素说明
request_biz	1..1	M	Any	请求业务参数体
request_biz/data_date	1..1	M	Date	数据上传日期。发起对账时的前一天,表示格式D8,YYYYMMDD格式

元素路径	基数	约束	数据类型	元素说明
request_biz/check_serial	1..1	M	String	对账流水号。一次对账分多个批次请求时,每次请求的对账流水号相同
request_biz/index_amount	1..1	M	Number	索引数量。发起对账时的前一天应上传的数据数量
request_biz/batch_amount	1..1	M	Number	批次数量。索引数量超过 10000 时需分为多个批次上传,例如索引数量为 25000 时,批次数量应不小于 3
request_biz/batch_sequence	1..1	M	Number	当前批次顺序号。从 1 开始,最大不超过批次数量
request _ biz/batch _ index _amount	1..1	M	Number	当前批次索引数量。不超过 10000
request_biz/batch_index_list	1..1	M	List	当前批次索引列表
request _ biz/batch _ index _ list/index	1.. *	M	Any	索引参数体
request_biz/batch_index_list/index/ghlsh	1..1	M	String	挂号流水号

（2）响应消息

挂号记录数据对账的响应消息元素属性如表 5.14 所示。

表 5.14 挂号记录数据对账的响应消息元素属性

元素路径	基数	约束	数据类型	元素说明
response_biz	1..1	M	Any	响应业务参数体
response_biz/check_serial	1..1	M	String	对账流水号
response _ biz/index _ amount _receive	1..1	M	Number	接收索引数量

3. 数据对账结果通知

（1）请求消息

挂号记录数据对账结果通知的请求消息元素属性如表 5.15 所示。

表 5.15 挂号记录数据对账结果通知的请求消息元素属性

元素路径	基数	约束	数据类型	元素说明
request_biz	1..1	M	Any	请求业务参数体
request_biz/data_date	1..1	M	Date	数据上传日期。发起对账时的前一天，表示格式 D8，YYYYMMDD 格式
request_biz/check_serial	1..1	M	String	对账流水号。同对账索引上传时的对账流水号。一次对账结果分多个批次请求时，每次请求的对账流水号相同
request_biz/index_amount	1..1	M	Number	索引数量。发起对账时的前一天应上传的数据数量
request_biz/index_amount_miss	1..1	M	Number	缺失索引数量
request_biz/batch_amount	1..1	M	Number	批次数量。缺失索引数量超过 10000 时需分为多个批次通知，例如缺失索引数量为 25000 时，批次数量应不小于 3
request_biz/batch_sequence	1..1	M	Number	当前批次顺序号。从 1 开始，最大不超过批次数量
request_biz/batch_index_list	1..1	M	List	当前批次缺失索引列表
request_biz/batch_index_list/index	1..*	M	Any	索引参数体
request_biz/batch_index_list/index/ghlsh	1..1	M	String	挂号流水号

（2）响应消息

挂号记录数据对账结果通知的响应消息元素属性如表 5.16 所示。

表 5.16 挂号记录数据对账结果通知的响应消息元素属性

元素路径	基数	约束	数据类型	元素说明
response_biz	1..1	M	Any	响应业务参数体
response_biz/receive_time	1..1	M	String	对账结果通知接收时间。表示格式 DT14，YYYYMMDDhhmmss 格式

5.2.3　门诊就诊记录

门诊就诊记录子集的消息元素属性分为数据上传和更新、数据对账、数据对账结果通知，具体如下。

1. 数据上传和更新

（1）请求消息

门诊就诊记录数据上传和更新的请求消息模型符合门诊就诊记录数据元属性的定义。消息的元素属性如表 5.17 所示。

表 5.17　门诊就诊记录数据上传和更新的请求消息元素属性

元素路径	基数	约束	数据类型	元素说明
request_biz	1..1	M	Any	请求业务参数体
request_biz/tyshxydm	1..1	M	String	统一社会信用代码
request_biz/yljgdm	0..1	C	String	医疗卫生机构代码
request_biz/yljgmc	1..1	M	String	医疗卫生机构名称
request_biz/yqdm	1..1	M	String	院区代码
request_biz/yqmc	0..1	C	String	院区名称
request_biz/mzlsh	0..1	M	String	门诊流水号
request_biz/ghlsh	1..1	C	String	挂号流水号
request_biz/sjbs	1..1	M	String	事件标识
request_biz/sjbm	1..1	M	String	事件编码
request_biz/sjmc	1..1	M	String	事件名称
request_biz/sjfsrqsj	1..1	M	DateTime	事件发生日期时间
request_biz/zlxmmc	0..1	C	String	诊疗项目名称
request_biz/zysx	0..1	C	String	注意事项
request_biz/bgdh	0..1	C	String	报告单号
request_biz/txbz	1..1	M	String	提醒标志
request_biz/txnr	0..1	C	String	提醒内容
request_biz/scbz	1..1	M	String	删除标志
request_biz/sjgxsj	1..1	M	DateTime	数据更新时间

（2）响应消息

门诊就诊记录数据上传和更新的响应消息元素属性如表 5.18 所示。

45

表 5.18 门诊就诊记录数据上传和更新的响应消息元素属性

元素路径	基数	约束	数据类型	元素说明
response_biz	1..1	M	Any	响应业务参数体
response_biz/ghlsh	1..1	M	String	挂号流水号
response_biz/sjbs	1..1	M	String	事件标识
response_biz/load_time	1..1	M	DateTime	存储时间。表示格式 DT14，YYYYMMDDhhmmss 格式

2. 数据对账

(1)请求消息

门诊就诊记录数据对账的请求消息元素属性如表 5.19 所示。

表 5.19 门诊就诊记录数据对账的请求消息元素属性

元素路径	基数	约束	数据类型	元素说明
request_biz	1..1	M	Any	请求业务参数体
request_biz/data_date	1..1	M	Date	数据上传日期。发起对账时的前一天,表示格式 D8,YYYYMMDD 格式
request_biz/check_serial	1..1	M	String	对账流水号。一次对账分多个批次请求时,每次请求的对账流水号相同
request_biz/index_amount	1..1	M	Number	索引数量。发起对账时的前一天应上传的数据数量
request_biz/batch_amount	1..1	M	Number	批次数量。索引数量超过 10000 时需分为多个批次上传,例如索引数量为 25000 时,批次数量应不小于 3
request_biz/batch_sequence	1..1	M	Number	当前批次顺序号。从 1 开始,最大不超过批次数量
request_biz/batch_index_amount	1..1	M	Number	当前批次索引数量。不超过 10000
request_biz/batch_index_list	1..1	M	List	当前批次索引列表
request_biz/batch_index_list/index	1..*	M	Any	索引参数体
request_biz/batch_index_list/index/ghlsh	1..1	M	String	挂号流水号
request_biz/batch_index_list/index/sjbs	1..1	M	String	事件标识

（2）响应消息

门诊就诊记录数据对账的响应消息元素属性如表 5.20 所示。

表 5.20　门诊就诊记录数据对账的响应消息元素属性

元素路径	基数	约束	数据类型	元素说明
response_biz	1..1	M	Any	响应业务参数体
response_biz/check_serial	1..1	M	String	对账流水号
response _ biz/index _ amount _receive	1..1	M	Number	接收索引数量

3. 数据对账结果通知

（1）请求消息

门诊就诊记录数据对账结果通知的请求消息元素属性如表 5.21 所示。

表 5.21　门诊就诊记录数据对账结果通知的请求消息元素属性

元素路径	基数	约束	数据类型	元素说明
request_biz	1..1	M	Any	请求业务参数体
request_biz/data_date	1..1	M	Date	数据上传日期。发起对账时的前一天，表示格式 D8，YYYYMMDD 格式
request_biz/check_serial	1..1	M	String	对账流水号。同对账索引上传时的对账流水号。一次对账结果分多个批次请求时，每次请求的对账流水号相同
request_biz/index_amount	1..1	M	Number	索引数量。发起对账时的前一天应上传的数据数量
request _ biz/index _ amount _miss	1..1	M	Number	缺失索引数量
request_biz/batch_amount	1..1	M	Number	批次数量。缺失索引数量超过 10000 时需分为多个批次通知，例如缺失索引数量为 25000 时，批次数量应不小于 3
request_biz/batch_sequence	1..1	M	Number	当前批次顺序号。从 1 开始，最大不超过批次数量
request_biz/batch_index_list	1..1	M	List	当前批次缺失索引列表

续表

元素路径	基数	约束	数据类型	元素说明
request _ biz/batch _ index _ list/index	1.. *	M	Any	索引参数体
request_biz/batch_index_list/index/ghlsh	1..1	M	String	挂号流水号
request_biz/batch_index_list/index/sjbs	1..1	M	String	事件标识

（2）响应消息

门诊就诊记录数据对账结果通知的响应消息元素属性如表5.22所示。

表 5.22　门诊就诊记录数据对账结果通知的响应消息元素属性

元素路径	基数	约束	数据类型	元素说明
response_biz	1..1	M	Any	响应业务参数体
response_biz/receive_time	1..1	M	String	对账结果通知接收时间。表示格式 DT14，YYYYMMDDhhmmss 格式

5.3 消息示例

本节描述的消息示例为加密前的原始明文，非传输时接口接收和应答的报文示例。

——发送请求时应使用约定的加密算法和密钥对明文消息进行加密，得到加密报文。

——接收应答时应使用约定的加密算法和密钥对加密报文进行解密，得到明文消息。

5.3.1　预约记录

1.数据上传和更新

（1）请求消息示例

```
<request_biz>
    <tyshxydm>统一社会信用代码</tyshxydm>
```

```
    <yljgdm>医疗卫生机构代码</yljgdm>
    <yljgmc>医疗卫生机构名称</yljgmc>
    <yqdm>院区代码</yqdm>
    <yqmc>院区名称</yqmc>
    <sfzjlbdm>身份证件类别代码</sfzjlbdm>
    <sfzjhm>身份证件号码</sfzjhm>
    <hzxm>患者姓名</hzxm>
    <yylsh>预约流水号</yylsh>
    <jzrq>就诊日期</jzrq>
    <jzsd>就诊时段</jzsd>
    <jzksbzdm>就诊科室标准代码</jzksbzdm>
    <jzksyynbmc>就诊科室医院内部名称</jzksyynbmc>
    <jzkswz>就诊科室位置</jzkswz>
    <jzysxm>接诊医师姓名</jzysxm>
    <yyrqsj>预约日期时间</yyrqsj>
    <qxyybz>取消预约标志</qxyybz>
    <scbz>删除标志</scbz>
    <sjgxsj>数据更新时间</sjgxsj>
</request_biz>
```

（2）响应消息示例

```
<response_biz>
    <yylsh>预约流水号</yylsh>
    <load_time>存储时间</load_time>
</response_biz>
```

2. 数据对账

（1）请求消息示例

```
<request_biz>
    <data_date>数据上传日期</data_date>
    <check_serial>对账流水号</check_serial>
    <index_amount>索引数量</index_amount>
    <batch_amount>批次数量</batch_amount>
    <batch_sequence>当前批次顺序号</batch_sequence>
    <batch_index_amount>当前批次索引数量</batch_index_amount>
```

```
<batch_index_list>
    <index>
        <yylsh>预约流水号</yylsh>
    </index>
    <index>
        <yylsh>预约流水号</yylsh>
    </index>
    </batch_index_list>
</request_biz>
```

（2）响应消息示例

```
<response_biz>
    <check_serial>对账流水号</check_serial>
    <index_amount_receive>接收索引数量</index_amount_receive>
</response_biz>
```

3. 数据对账结果通知

（1）请求消息示例

```
<request_biz>
    <data_date>数据上传日期</data_date>
    <check_serial>对账流水号</check_serial>
    <index_amount>索引数量</index_amount>
    <index_amount_miss>缺失索引数量</index_amount_miss>
    <batch_amount>批次数量</batch_amount>
    <batch_sequence>当前批次顺序号</batch_sequence>
    <batch_index_list>
        <index>
            <yylsh>预约流水号</yylsh>
        </index>
        <index>
            <yylsh>预约流水号</yylsh>
        </index>
    </batch_index_list>
</request_biz>
```

（2）响应消息示例

```
<response_biz>
    <receive_time>对账结果通知接收时间</receive_time>
</response_biz>
```

5.3.2 挂号记录

1. 数据上传和更新

（1）请求消息示例

```
<request_biz>
    <tyshxydm>统一社会信用代码</tyshxydm>
    <yljgdm>医疗卫生机构代码</yljgdm>
    <yljgmc>医疗卫生机构名称</yljgmc>
    <yqdm>院区代码</yqdm>
    <yqmc>院区名称</yqmc>
    <sfzjlbdm>身份证件类别代码</sfzjlbdm>
    <sfzjhm>身份证件号码</sfzjhm>
    <hzxm>患者姓名</hzxm>
    <ghlsh>挂号流水号</ghlsh>
    <jzrq>就诊日期</jzrq>
    <jzsd>就诊时段</jzsd>
    <yylsh>预约流水号</yylsh>
    <jzbh>就诊编号</jzbh>
    <jzksbzdm>就诊科室标准代码</jzksbzdm>
    <jzksyynbmc>就诊科室医院内部名称</jzksyynbmc>
    <jzkswz>就诊科室位置</jzkswz>
    <jzysxm>接诊医师姓名</jzysxm>
    <ynjzmlx>院内就诊码类型</ynjzmlx>
    <ynjzmz>院内就诊码值</ynjzmz>
    <yybz>预约标志</yybz>
    <ghfsdm>挂号方式代码</ghfsdm>
    <ghrqsj>挂号日期时间</ghrqsj>
    <thbz>退号标志</thbz>
    <scbz>删除标志</scbz>
```

```
    <sjgxsj>数据更新时间</sjgxsj>
</request_biz>
```

（2）响应消息示例

```
<response_biz>
    <ghlsh>挂号流水号</ghlsh>
    <load_time>存储时间</load_time>
</response_biz>
```

2. 数据对账

（1）请求消息示例

```
<request_biz>
    <data_date>数据上传日期</data_date>
    <check_serial>对账流水号</check_serial>
    <index_amount>索引数量</index_amount>
    <batch_amount>批次数量</batch_amount>
    <batch_sequence>当前批次顺序号</batch_sequence>
    <batch_index_amount>当前批次索引数量</batch_index_amount>
    <batch_index_list>
        <index>
            <ghlsh>挂号流水号</ghlsh>
        </index>
        <index>
            <ghlsh>挂号流水号</ghlsh>
        </index>
    </batch_index_list>
</request_biz>
```

（2）响应消息示例

```
<response_biz>
    <check_serial>对账流水号</check_serial>
    <index_amount_receive>接收索引数量</index_amount_receive>
</response_biz>
```

3. 数据对账结果通知

（1）请求消息示例

```
<request_biz>
    <data_date>数据上传日期</data_date>
    <check_serial>对账流水号</check_serial>
    <index_amount>索引数量</index_amount>
    <index_amount_miss>缺失索引数量</index_amount_miss>
    <batch_amount>批次数量</batch_amount>
    <batch_sequence>当前批次顺序号</batch_sequence>
    <batch_index_list>
        <index>
            <ghlsh>挂号流水号</ghlsh>
        </index>
        <index>
            <ghlsh>挂号流水号</ghlsh>
        </index>
    </batch_index_list>
</request_biz>
```

（2）响应消息示例

```
<response_biz>
    <receive_time>对账结果通知接收时间</receive_time>
</response_biz>
```

5.3.3　门诊就诊记录

1. 数据上传和更新

（1）请求消息示例

```
<request_biz>
    <tyshxydm>统一社会信用代码</tyshxydm>
    <yljgdm>医疗卫生机构代码</yljgdm>
    <yljgmc>医疗卫生机构名称</yljgmc>
    <yqdm>院区代码</yqdm>
    <yqmc>院区名称</yqmc>
    <mzlsh>门诊流水号</mzlsh>
```

```
<ghlsh>挂号流水号</ghlsh>
<sjbs>事件标识</sjbs>
<sjbm>事件编码</sjbm>
<sjmc>事件名称</sjmc>
<sjfsrqsj>事件发生日期时间</sjfsrqsj>
<zlxmmc>诊疗项目名称</zlxmmc>
<zysx>注意事项</zysx>
<bgdh>报告单号</bgdh>
<txbz>提醒标志</txbz>
<txnr>提醒内容</txnr>
<scbz>删除标志</scbz>
<sjgxsj>数据更新时间</sjgxsj>
</request_biz>
```

（2）响应消息示例

```
<response_biz>
<ghlsh>挂号流水号</ghlsh>
<sjbs>事件标识</sjbs>
<load_time>存储时间</load_time>
</response_biz>
```

2. 数据对账

（1）请求消息示例

```
<request_biz>
<data_date>数据上传日期</data_date>
<check_serial>对账流水号</check_serial>
<index_amount>索引数量</index_amount>
<batch_amount>批次数量</batch_amount>
<batch_sequence>当前批次顺序号</batch_sequence>
<batch_index_amount>当前批次索引数量</batch_index_amount>
<batch_index_list>
    <index>
        <ghlsh>挂号流水号</ghlsh>
        <sjbs>事件标识</sjbs>
    </index>
```

```
    <index>
        <ghlsh>挂号流水号</ghlsh>
        <sjbs>事件标识</sjbs>
    </index>
    </batch_index_list>
</request_biz>
```

（2）响应消息示例

```
<response_biz>
    <check_serial>对账流水号</check_serial>
    <index_amount_receive>接收索引数量</index_amount_receive>
</response_biz>
```

3. 数据对账结果通知

（1）请求消息示例

```
<request_biz>
    <data_date>数据上传日期</data_date>
    <check_serial>对账流水号</check_serial>
    <index_amount>索引数量</index_amount>
    <index_amount_miss>缺失索引数量</index_amount_miss>
    <batch_amount>批次数量</batch_amount>
    <batch_sequence>当前批次顺序号</batch_sequence>
    <batch_index_list>
        <index>
            <ghlsh>挂号流水号</ghlsh>
            <sjbs>事件标识</sjbs>
        </index>
        <index>
            <ghlsh>挂号流水号</ghlsh>
            <sjbs>事件标识</sjbs>
        </index>
    </batch_index_list>
</request_biz>
```

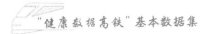

（2）响应消息示例

```
<response_biz>
    <receive_time>对账结果通知接收时间</receive_time>
</response_biz>
```

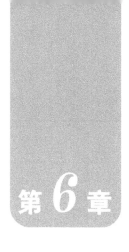

第6章 西医门(急)诊病历数据集

本章规定了西医门(急)诊病历数据传输的模板、消息架构的要求以及对消息内容的一系列约束。

本章适用于各级医疗卫生机构信息系统与区域健康信息平台之间的西医门(急)诊病历数据传输。

6.1 数据元属性

西医门(急)诊病历子集的数据元属性如表6.1所示。

表6.1 西医门(急)诊病历的数据元属性

数据元标识	数据元名称	非空约束	数据类型	表示格式	定义	允许值
tyshxydm	统一社会信用代码	M	S1	AN18	联合主键,外键,关联患者基本信息。医疗卫生机构的18位统一社会信用代码	
yljgdm	医疗卫生机构代码	C	S1	AN..30	为患者提供诊疗服务的医疗卫生机构,经"医疗卫生机构执业许可证"登记的,并按照特定编码体系填写的22位代码	
yljgmc	医疗卫生机构名称	M	S1	AN..50	医疗卫生机构的组织机构名称。若机构有多个名称,必须填写第一名称	

续表

数据元标识	数据元名称	非空约束	数据类型	表示格式	定义	允许值
yqdm	院区代码	M	S1	AN..10	联合主键,外键,关联患者基本信息。医疗卫生机构院区的顺序号代码。无多院区可自定义代码,例如"01"。联合统一社会信用代码唯一标识一个机构	
yqmc	院区名称	C	S1	AN..50	医疗卫生机构院区的名称	
sfzjlbdm	身份证件类别代码	M	S3	N2	患者身份证件所属类别在特定编码体系中的代码	CV02.01.101
sfzjhm	身份证件号码	M	S1	AN..20	患者的身份证件上的唯一法定标识符	
hzxm	患者姓名	M	S1	AN..50	患者本人在公安户籍管理部门正式登记注册的姓氏和名称	
xbdm	性别代码	M	S3	N1	患者生理性别在特定编码体系中的代码	GB/T 2261.1
csny	出生年月	O	N	N6	患者出生当日的公元纪年日期的完整描述。YYYYMM格式	
nls	年龄(岁)	O	N	N..3	患者年龄满1周岁的实足年龄,为患者出生后按照日历计算的历法年龄,以实足年龄的相应整数填写	
nly	年龄(月)	O	S1	AN..8	年龄不足1周岁的实足年龄的月龄,以分数形式表示:分数的整数部分代表实足月龄,分数部分分母为30,分子为不足1个月的天数,例如"2又10/30"	
mzblh	门(急)诊病历号	M	S1	AN..50	外键,关联患者基本信息。患者在医疗卫生机构内部的唯一标识,每次就诊不变	

数据元标识	数据元名称	非空约束	数据类型	表示格式	定义	允许值
mzlsh	门（急）诊流水号	M	S1	AN..50	联合主键。按照某一特定编码规则赋予门（急）诊就诊对象的顺序号	
mzfylbmc	门诊费用类别名称	O	S1	AN..20	患者发生的门诊费用种类名称，例如"医保""自费"等	
jzrqsj	就诊日期时间	M	DT	DT14	患者在门（急）诊就诊结束时的公元纪年日期和时间的完整描述。YYYYMMDDhhmmss格式	
czbzdm	初诊标志代码	O	S2	N1	患者是否因该疾病首次就诊的分类代码	1.初诊 2.复诊
frmzbz	发热门诊标志	M	S2	N1	是否发热门诊(诊室)	0.否 1.是
jzbz	急诊标志	M	S2	N1	是否急诊	0.否 1.是
jzksbzdm	就诊科室标准代码	O	S3	AN..10	患者在医疗卫生机构就诊的科室的标准代码	CVX—KSDM
jzksyynbmc	就诊科室医院内部名称	M	S1	AN..50	患者在医疗卫生机构就诊的科室的医院内部名称	
yssfzjhm	医师身份证件号码	M	S1	AN..20	医师的身份证件上的唯一法定标识符	
ysgh	医师工号	M	S1	AN..10	医师在医院内部的唯一标识	
ysxm	医师姓名	M	S1	AN..50	医师签署的在公安户籍管理部门正式登记注册的姓氏和名称	
hzqxdm	患者去向代码	O	S3	N1	患者在医疗卫生机构就诊后的去向分类代码	CVX—HZQXDM
zs	主诉	M	S1	AN..2000	对患者本次疾病相关的主要症状及其持续时间的描述，一般由患者本人或监护人描述	
xbs	现病史	M	S1	AN..2000	对患者当前所患疾病情况的详细描述	

续表

数据元标识	数据元名称	非空约束	数据类型	表示格式	定义	允许值
jws	既往史	C	S1	AN..2000	患者既往史的详细描述。初诊必填	
lxbxs	流行病学史	O	S1	AN..2000	患者流行病学史的详细描述	
jbs	疾病史(含外伤)	O	S1	AN..2000	患者既往健康状况和疾病(含外伤)的详细描述	
yfjzs	预防接种史	O	S1	AN..2000	患者预防接种情况的详细描述	
sss	手术史	O	S1	AN..2000	患者既往接受手术/操作经历的详细描述	
css	出生史	O	S1	AN..2000	患者出生史的详细描述	
szs	生长史	O	S1	AN..2000	患者生长史的详细描述	
wys	喂养史	O	S1	AN..2000	患者喂养史的详细描述	
sxs	输血史	O	S1	AN..2000	患者既往输血史的详细描述	
gms	过敏史	O	S1	AN..2000	患者既往发生过敏情况的详细描述	
grs	个人史	O	S1	AN..2000	患者个人生活习惯及有无烟、酒、药物等嗜好,职业与工作条件及有无工业毒物、粉尘、放射性物质接触史,有无冶游史的描述	
hys	婚育史	O	S1	AN..2000	患者婚育史的详细描述	
yjs	月经史	O	S1	AN..2000	患者月经史的详细描述	
jzs	家族史	O	S1	AN..2000	患者3代以内有血缘关系的家族成员中所患遗传疾病史的描述	
ml	脉率	O	N	N..3	单位时间内脉搏次数的测量值,计量单位为次/分钟	
ssy	收缩压	O	N	N..3	上臂收缩压的测量值,计量单位为mmHg	
szy	舒张压	O	N	N..3	上臂舒张压的测量值,计量单位为mmHg	

数据元标识	数据元名称	非空约束	数据类型	表示格式	定义	允许值
sg	身高	O	N	N..5,1	身高的测量值,计量单位为 cm	
tz	体重	O	N	N..5,1	体重的测量值,计量单位为 kg	
yz	孕周(d)	O	N	N2..3	孕妇的妊娠时长,计量单位为 d	
tgjc	体格检查	M	S1	AN..2000	由门急诊接诊医师对患者进行的体格检查项目及主要检查结果的描述,包括主要的阳性体征和必要的阴性体征	
fzjcxm	辅助检查项目	O	S1	AN..1000	患者辅助检查、检验项目的通用名称	
ttpf	疼痛评分	O	S1	AN..200	患者的疼痛评分	
gxpg	各项评估	O	S1	AN..200	患者的各项评估	
xyzdbzbm	西医诊断标准编码	M	S3	AN..200	患者在门(急)诊就诊时初步做出的疾病诊断在西医诊断特定编码体系中的编码	ICD-10 国家临床 2.0,有多个编码时以"|"分隔
xyzdbzmc	西医诊断标准名称	M	S3	AN..2000	患者在门(急)诊就诊时初步做出的疾病诊断在西医诊断特定编码体系中的名称	ICD-10 国家临床 2.0,有多个编码时以"|"分隔
xyzdynms	西医诊断院内描述	M	S1	AN..2000	由医师做出的西医诊断的医院内部描述	
czjh	处置计划	C	S1	AN..2000	在患者评估基础上为其制订的处置计划、诊疗计划或处理的详细描述	
zlyj	治疗意见	C	S1	AN..2000	医师对患者需要进一步治疗提出的指导建议或诊疗意见	
yzxmnr	医嘱	O	S1	AN..2000	对医嘱项目具体内容的描述	

续表

数据元标识	数据元名称	非空约束	数据类型	表示格式	定义	允许值
zysx	注意事项	O	S1	AN..2000	对下达医嘱的补充说明和注意事项提示	
jkjy	健康教育	O	S1	AN..2000		

6.2 消息元素属性

西医门(急)诊病历数据集的消息元素属性分为数据上传和更新、数据对账、数据对账结果通知,具体如下。

6.2.1 数据上传和更新

1.请求消息

西医门(急)诊病历数据上传和更新的请求消息模型符合西医门(急)诊病历数据元属性的定义。消息的元素属性如表6.2所示。

表6.2　西医门(急)诊病历数据上传和更新的请求消息元素属性

元素路径	基数	约束	数据类型	元素说明
request_biz	1..1	M	Any	请求业务参数体
request_biz/tyshxydm	1..1	M	String	统一社会信用代码
request_biz/yljgdm	0..1	C	String	医疗卫生机构代码
request_biz/yljgmc	1..1	M	String	医疗卫生机构名称
request_biz/yqdm	1..1	M	String	院区代码
request_biz/yqmc	0..1	C	String	院区名称
request_biz/sfzjlbdm	1..1	M	String	身份证件类别代码
request_biz/sfzjhm	1..1	M	String	身份证件号码
request_biz/hzxm	1..1	M	String	患者姓名
request_biz/xbdm	1..1	M	String	性别代码
request_biz/csny	0..1	O	Number	出生年月
request_biz/nls	0..1	O	Number	年龄(岁)

续表

元素路径	基数	约束	数据类型	元素说明
request_biz/nly	0..1	O	String	年龄（月）
request_biz/mzblh	1..1	M	String	门（急）诊病历号
request_biz/mzlsh	1..1	M	String	门（急）诊流水号
request_biz/mzfylbmc	0..1	O	String	门诊费用类别名称
request_biz/jzrqsj	1..1	M	DateTime	就诊日期时间
request_biz/czbzdm	0..1	O	String	初诊标志代码
request_biz/frmzbz	1..1	M	String	发热门诊标志
request_biz/jzbz	1..1	M	String	急诊标志
request_biz/jzksbzdm	0..1	O	String	就诊科室标准代码
request_biz/jzksyynbmc	1..1	M	String	就诊科室医院内部名称
request_biz/yssfzjhm	1..1	M	String	医师身份证件号码
request_biz/ysgh	1..1	M	String	医师工号
request_biz/ysxm	1..1	M	String	医师姓名
request_biz/hzqxdm	0..1	O	String	患者去向代码
request_biz/zs	1..1	M	String	主诉
request_biz/xbs	1..1	M	String	现病史
request_biz/jws	0..1	C	String	既往史
request_biz/lxbxs	0..1	O	String	流行病学史
request_biz/jbs	0..1	O	String	疾病史（含外伤）
request_biz/yfjzs	0..1	O	String	预防接种史
request_biz/sss	0..1	O	String	手术史
request_biz/css	0..1	O	String	出生史
request_biz/szs	0..1	O	String	生长史
request_biz/wys	0..1	O	String	喂养史
request_biz/sxs	0..1	O	String	输血史
request_biz/gms	0..1	O	String	过敏史
request_biz/grs	0..1	O	String	个人史
request_biz/hys	0..1	O	String	婚育史
request_biz/yjs	0..1	O	String	月经史

续表

元素路径	基数	约束	数据类型	元素说明
request_biz/jzs	0..1	O	String	家族史
request_biz/ml	0..1	O	Number	脉率
request_biz/ssy	0..1	O	Number	收缩压
request_biz/szy	0..1	O	Number	舒张压
request_biz/sg	0..1	O	Number	身高
request_biz/tz	0..1	O	Number	体重
request_biz/yz	0..1	O	Number	孕周(d)
request_biz/tgjc	1..1	M	String	体格检查
request_biz/fzjcxm	0..1	O	String	辅助检查项目
request_biz/ttpf	0..1	O	String	疼痛评分
request_biz/gxpg	0..1	O	String	各项评估
request_biz/xyzdbzbm	1..1	M	String	西医诊断标准编码
request_biz/xyzdbzmc	1..1	M	String	西医诊断标准名称
request_biz/xyzdynms	1..1	M	String	西医诊断院内描述
request_biz/czjh	0..1	C	String	处置计划
request_biz/zlyj	0..1	C	String	治疗意见
request_biz/yzxmnr	0..1	O	String	医嘱
request_biz/zysx	0..1	O	String	注意事项
request_biz/jkjy	0..1	O	String	健康教育

2. 响应消息

西医门(急)诊病历数据上传和更新的响应消息元素属性如表6.3所示。

表6.3 西医门(急)诊病历数据上传和更新的响应消息元素属性

元素路径	基数	约束	数据类型	元素说明
response_biz	1..1	M	Any	响应业务参数体
response_biz/mzlsh	1..1	M	String	门(急)诊流水号
response_biz/load_time	1..1	M	DateTime	存储时间。表示格式 DT14，YYYYMMDDhhmmss 格式

6.2.2　数据对账

1. 请求消息

西医门(急)诊病历数据对账的请求消息元素属性如表6.4所示。

表6.4　西医门(急)诊病历数据对账的请求消息元素属性

元素路径	基数	约束	数据类型	元素说明
request_biz	1..1	M	Any	请求业务参数体
request_biz/data_date	1..1	M	Date	数据上传日期。发起对账时的前一天，表示格式 D8，YYYYMMDD 格式
request_biz/check_serial	1..1	M	String	对账流水号。一次对账分多个批次请求时，每次请求的对账流水号相同
request_biz/index_amount	1..1	M	Number	索引数量。发起对账时的前一天应上传的数据数量
request_biz/batch_amount	1..1	M	Number	批次数量。索引数量超过10000时需分为多个批次上，例如索引数量为25000时,批次数量应不小于3
request_biz/batch_sequence	1..1	M	Number	当前批次顺序号。从1开始,最大不超过批次数量
request _ biz/batch _ index _amount	1..1	M	Number	当前批次索引数量。不超过10000
request_biz/batch_index_list	1..1	M	List	当前批次索引列表
request _ biz/batch _ index _ list/index	1.. *	M	Any	索引参数体
request_biz/batch_index_list/index/mzlsh	1..1	M	String	门(急)诊流水号

2. 响应消息

西医门(急)诊病历数据对账的响应消息元素属性如表6.5所示。

表6.5 西医门(急)诊病历数据对账的响应消息元素属性

元素路径	基数	约束	数据类型	元素说明
response_biz	1..1	M	Any	响应业务参数体
response_biz/check_serial	1..1	M	String	对账流水号
response_biz/index_amount_receive	1..1	M	Number	接收索引数量

6.2.3 数据对账结果通知

1.请求消息

西医门(急)诊病历数据对账结果通知的请求消息元素属性如表6.6所示。

表6.6 西医门(急)诊病历数据对账结果通知的请求消息元素属性

元素路径	基数	约束	数据类型	元素说明
request_biz	1..1	M	Any	请求业务参数体
request_biz/data_date	1..1	M	Date	数据上传日期。发起对账时的前一天,表示格式D8,YYYYMMDD格式
request_biz/check_serial	1..1	M	String	对账流水号。同对账时的对账流水号。一次对账结果分多个批次请求时,每次请求的对账流水号相同
request_biz/index_amount	1..1	M	Number	索引数量。发起对账时的前一天应上传的数据数量
request_biz/index_amount_miss	1..1	M	Number	缺失索引数量
request_biz/batch_amount	1..1	M	Number	批次数量。缺失索引数量超过10000时需分为多个批次通知,例如缺失索引数量为25000时,批次数量应不小于3
request_biz/batch_sequence	1..1	M	Number	当前批次顺序号。从1开始,最大不超过批次数量
request_biz/batch_index_list	1..1	M	List	当前批次缺失索引列表
request_biz/batch_index_list/index	1..*	M	Any	索引参数体
request_biz/batch_index_list/index/mzlsh	1..1	M	String	门(急)诊流水号

2.响应消息

西医门(急)诊病历数据对账结果通知的响应消息元素属性如表 6.7 所示。

表 6.7　西医门(急)诊病历数据对账结果通知的响应消息元素属性

元素路径	基数	约束	数据类型	元素说明
response_biz	1..1	M	Any	响应业务参数体
response_biz/receive_time	1..1	M	String	对账结果通知接收时间。表示格式 DT14,YYYYMMDDhhmmss 格式

6.3　消息示例

本节描述的消息示例为加密前的原始明文,非传输时接口接收和应答的报文示例。

——发送请求时应使用约定的加密算法和密钥对明文消息进行加密,得到加密报文。

——接收应答时应使用约定的加密算法和密钥对加密报文进行解密,得到明文消息。

6.3.1　数据上传和更新

1.请求消息示例

```
＜request_biz＞
    ＜tyshxydm＞统一社会信用代码＜/tyshxydm＞
    ＜yljgdm＞医疗卫生机构代码＜/yljgdm＞
    ＜yljgmc＞医疗卫生机构名称＜/yljgmc＞
    ＜yqdm＞院区代码＜/yqdm＞
    ＜yqmc＞院区名称＜/yqmc＞
    ＜sfzjlbdm＞身份证件类别代码＜/sfzjlbdm＞
    ＜sfzjhm＞身份证件号码＜/sfzjhm＞
    ＜hzxm＞患者姓名＜/hzxm＞
    ＜xbdm＞性别代码＜/xbdm＞
    ＜csny＞出生年月＜/csny＞
    ＜nls＞年龄(岁)＜/nls＞
```

＜nly＞年龄(月)＜/nly＞

＜mzblh＞门(急)诊病历号＜/mzblh＞

＜mzlsh＞门(急)诊流水号＜/mzlsh＞

＜mzfylbmc＞门诊费用类别名称＜/mzfylbmc＞

＜jzrqsj＞就诊日期时间＜/jzrqsj＞

＜czbzdm＞初诊标志代码＜/czbzdm＞

＜frmzbz＞发热门诊标志＜/frmzbz＞

＜jzbz＞急诊标志＜/jzbz＞

＜jzksbzdm＞就诊科室标准代码＜/jzksbzdm＞

＜jzksyynbmc＞就诊科室医院内部名称＜/jzksyynbmc＞

＜yssfzjhm＞医师身份证件号码＜/yssfzjhm＞

＜ysgh＞医师工号＜/ysgh＞

＜ysxm＞医师姓名＜/ysxm＞

＜hzqxdm＞患者去向代码＜/hzqxdm＞

＜zs＞主诉＜/zs＞

＜xbs＞现病史＜/xbs＞

＜jws＞既往史＜/jws＞

＜lxbxs＞流行病学史＜/lxbxs＞

＜jbs＞疾病史(含外伤)＜/jbs＞

＜yfjzs＞预防接种史＜/yfjzs＞

＜sss＞手术史＜/sss＞

＜css＞出生史＜/css＞

＜szs＞生长史＜/szs＞

＜wys＞喂养史＜/wys＞

＜sxs＞输血史＜/sxs＞

＜gms＞过敏史＜/gms＞

＜grs＞个人史＜/grs＞

＜hys＞婚育史＜/hys＞

＜yjs＞月经史＜/yjs＞

＜jzs＞家族史＜/jzs＞

＜ml＞脉率＜/ml＞

＜ssy＞收缩压＜/ssy＞

＜szy＞舒张压＜/szy＞

＜sg＞身高＜/sg＞

＜tz＞体重＜/tz＞

＜yz＞孕周(d)＜/yz＞

```
    <tgjc>体格检查</tgjc>
    <fzjcxm>辅助检查项目</fzjcxm>
    <ttpf>疼痛评分</ttpf>
    <gxpg>各项评估</gxpg>
    <xyzdbzbm>西医诊断标准编码</xyzdbzbm>
    <xyzdbzmc>西医诊断标准名称</xyzdbzmc>
    <xyzdynms>西医诊断院内描述</xyzdynms>
    <czjh>处置计划</czjh>
    <zlyj>治疗意见</zlyj>
    <yzxmnr>医嘱</yzxmnr>
    <zysx>注意事项</zysx>
    <jkjy>健康教育</jkjy>
</request_biz>
```

2. 响应消息示例

```
<response_biz>
    <mzlsh>门(急)诊流水号</mzlsh>
    <load_time>存储时间</load_time>
</response_biz>
```

6.3.2　数据对账

1. 请求消息示例

```
<request_biz>
    <data_date>数据上传日期</data_date>
    <check_serial>对账流水号</check_serial>
    <index_amount>索引数量</index_amount>
    <batch_amount>批次数量</batch_amount>
    <batch_sequence>当前批次顺序号</batch_sequence>
    <batch_index_amount>当前批次索引数量</batch_index_amount>
    <batch_index_list>
        <index>
            <mzlsh>门(急)诊流水号</mzlsh>
        </index>
        <index>
```

```
            <mzlsh>门(急)诊流水号</mzlsh>
        </index>
    </batch_index_list>
</request_biz>
```

2. 响应消息示例

```
<response_biz>
    <check_serial>对账流水号</check_serial>
    <index_amount_receive>接收索引数量</index_amount_receive>
</response_biz>
```

6.3.3 数据对账结果通知

1. 请求消息示例

```
<request_biz>
    <data_date>数据上传日期</data_date>
    <check_serial>对账流水号</check_serial>
    <index_amount>索引数量</index_amount>
    <index_amount_miss>缺失索引数量</index_amount_miss>
    <batch_amount>批次数量</batch_amount>
    <batch_sequence>当前批次顺序号</batch_sequence>
    <batch_index_list>
        <index>
            <mzlsh>门(急)诊流水号</mzlsh>
        </index>
        <index>
            <mzlsh>门(急)诊流水号</mzlsh>
        </index>
    </batch_index_list>
</request_biz>
```

2. 响应消息示例

```
<response_biz>
    <receive_time>对账结果通知接收时间</receive_time>
</response_biz>
```

第7章 西医门(急)诊处方数据集

本章规定了门(急)诊西药、成药处方数据传输的模板、消息架构的要求以及对消息内容的一系列约束。

本章适用于各级医疗卫生机构信息系统与区域健康信息平台之间的门(急)诊西药、成药处方数据传输。

7.1 数据元属性

西医门(急)诊处方数据集分为西医门(急)诊处方子集和西医门(急)诊处方明细子集。

7.1.1 西医门(急)诊处方

西医门(急)诊处方子集的数据元属性如表7.1所示。

表7.1 西医门(急)诊处方的数据元属性

数据元标识	数据元名称	非空约束	数据类型	表示格式	定义	允许值
tyshxydm	统一社会信用代码	M	S1	AN18	联合主键,外键,关联西医门(急)诊病历。医疗卫生机构的18位统一社会信用代码	
yljgdm	医疗卫生机构代码	C	S1	AN..30	为患者提供诊疗服务的医疗卫生机构,经"医疗卫生机构执业许可证"登记的,并按照特定编码体系填写的22位代码	

数据元标识	数据元名称	非空约束	数据类型	表示格式	定义	允许值
yljgmc	医疗卫生机构名称	M	S1	AN..50	医疗卫生机构的组织机构名称。若机构有多个名称，必须填写第一名称	
yqdm	院区代码	M	S1	AN..10	联合主键，外键，关联西医门（急）诊病历。医疗卫生机构院区的顺序号代码。无多院区可自定义代码，例如"01"。联合统一社会信用代码唯一标识一个机构	
yqmc	院区名称	C	S1	AN..50	医疗卫生机构院区的名称	
sfzjlbdm	身份证件类别代码	M	S3	N2	患者身份证件所属类别在特定编码体系中的代码	CV02.01.101
sfzjhm	身份证件号码	M	S1	AN..20	患者身份证件上的唯一法定标识符	
hzxm	患者姓名	M	S1	AN..50	患者本人在公安户籍管理部门正式登记注册的姓氏和名称	
xbdm	性别代码	M	S3	N1	患者生理性别在特定编码体系中的代码	GB/T 2261.1
csny	出生年月	O	N	N6	患者出生当日的公元纪年日期的完整描述。YYYYMM格式	
mzlsh	门（急）诊流水号	M	S1	AN..50	外键，关联西医门（急）诊病历。按照某一特定编码规则赋予门（急）诊就诊对象的顺序号	
cfbh	处方编号	M	S1	AN..50	联合主键。按照某一特定编码规则赋予门（急）诊处方的顺序号	
cflxdm	处方类型代码	M	S3	N1	处方类型代码。处方类型例如"西药""成药""草药"等	CVX—CFLXDM
cflbdm	处方类别代码	M	S3	N1	处方类别代码。处方类别例如"普通处方""急诊处方""麻醉处方"等	CVX—CFLBDM

续表

数据元标识	数据元名称	非空约束	数据类型	表示格式	定义	允许值
cfyxts	处方有效天数	M	N	N..4	门(急)诊医师开具的处方的有效天数。根据《处方管理办法》,处方开具当日有效。特殊情况下需延长有效期的,由开具处方的医师注明有效期限,但有效期最长不得超过3天	
xyzdbzbm	西医诊断标准编码	M	S3	AN..200	患者在门(急)诊就诊时初步做出的疾病诊断在西医诊断特定编码体系中的编码	ICD-10国家临床2.0,有多个编码时以"|"分隔
xyzdbzmc	西医诊断标准名称	M	S3	AN..2000	患者在门(急)诊就诊时初步做出的疾病诊断在西医诊断特定编码体系中的名称	ICD-10国家临床2.0,有多个编码时以"|"分隔
xyzdynms	西医诊断院内描述	M	S1	AN..2000	由医师做出的西医诊断的医院内部描述	
cfklrqsj	处方开立日期时间	M	DT	DT14	门(急)诊医师开具处方当日的公元纪年日期和时间的完整描述。YYYYMMDDhhmmss格式	
cfklksbzdm	处方开立科室标准代码	O	S3	AN..10	开具处方的门(急)诊科室的标准代码	CVX—KSDM
cfklksy-ynbmc	处方开立科室医院内部名称	M	S1	AN..50	开具处方的门(急)诊科室的医院内部名称	
cfje	处方金额	M	N	N..20	处方的计价金额,单位为分	
cfklyssfzjhm	处方开立医师身份证件号码	M	S1	AN..20	开具门(急)诊处方的医师的身份证件上的唯一法定标识符	
cfklysgh	处方开立医师工号	M	S1	AN..10	开具门(急)诊处方的医师在医院内部的唯一标识	

数据元标识	数据元名称	非空约束	数据类型	表示格式	定义	允许值
cfklysxm	处方开立医师姓名	M	S1	AN..50	开具门急诊处方的医师签署的在公安户籍管理部门正式登记注册的姓氏和名称	
cfklyssqm	处方开立医师双签名	O	S1	AN..50	按医疗卫生机构定义双签名规则	
cfshyjsxm	处方审核药剂师姓名	C	S1	AN..50	对门急诊处方的适宜性、规范性等进行审核的药剂师(一般由具有药师以上专业技术职务资格的药师担任)签署的在公安户籍管理部门正式登记注册的姓氏和名称。处方开立时可以不传,审核后更新	
cftpyjsxm	处方调配药剂师姓名	O	S1	AN..50	对门急诊处方进行调配的药剂师签署的在公安户籍管理部门正式登记注册的姓氏和名称	
cfhdyjsxm	处方核对药剂师姓名	O	S1	AN..50	按照处方要求对调配的药物进行核对的药剂师签署的在公安户籍管理部门正式登记注册的姓氏和名称	
cffyyjsxm	处方发药药剂师姓名	O	S1	AN..50	按照审核、调配后的门急诊处方,给患者发药的药剂师签署的在公安户籍管理部门正式登记注册的姓氏和名称	
cffyrqsj	处方发药日期时间	C	DT	DT14	药剂师发药当日的公元纪年日期和时间的完整描述。处方开立时可以不传,发药后更新,YYYYMMDDhhmmss 格式	
cfbzxx	处方备注信息	O	S1	AN..2000	对处方信息的重要提示和补充说明	
cfhxztdm	处方核销状态代码	M	S3	AN..2	处方审核、核销、失效、撤销时更新	CVX—CFHXZTDM
hlwyycfbz	互联网医院处方标志	M	S2	N1		0.否 1.是

续表

数据元标识	数据元名称	非空约束	数据类型	表示格式	定义	允许值
wpcfbz	外配处方标志	M	S2	N1		0.否 1.是
yxlzbz	允许流转标志	O	S2	N1		1.允许流转 2.不允许流转
scbz	删除标志	M	S2	N1	数据逻辑删除标志	0.正常 1.删除
sjgxsj	数据更新时间	M	DT	DT14	院内处方数据更新时间。YYYYMMDDhhmmss 格式	

7.1.2 西医门(急)诊处方明细

西医门(急)诊处方明细子集的数据元属性如表7.2所示。

表7.2 西医门(急)诊处方明细的数据元属性

数据元标识	数据元名称	非空约束	数据类型	表示格式	定义	允许值
tyshxydm	统一社会信用代码	M	S1	AN18	联合主键,外键,关联西医门(急)诊处方。医疗卫生机构的18位统一社会信用代码	
yljgdm	医疗卫生机构代码	C	S1	AN..30	为患者提供诊疗服务的医疗卫生机构,经"医疗卫生机构执业许可证"登记的,并按照特定编码体系填写的22位代码	
yljgmc	医疗卫生机构名称	M	S1	AN..50	医疗卫生机构的组织机构名称。若有多个机构名称,必须填写第一名称	
yqdm	院区代码	M	S1	AN..10	联合主键,外键,关联西医门(急)诊处方。医疗卫生机构院区的顺序号代码。无多院区可自定义代码,例如"01"。联合统一社会信用代码唯一标识一个机构	
yqmc	院区名称	C	S1	AN..50	医疗卫生机构院区的名称	

数据元标识	数据元名称	非空约束	数据类型	表示格式	定义	允许值
cfbh	处方编号	M	S1	AN..50	联合主键,外键,关联西医门(急)诊处方。按照某一特定编码规则赋予门(急)诊处方的顺序号	
cfmxbh	处方明细编号	M	S1	AN..50	联合主键。根据自然递增的原则赋予每条医嘱(明细)的顺序号	
xmdm	项目代码	M	S3	AN..50	本处方的项目明细编码,包括药品编码、非药物治疗项目代码等。若项目为药物,同医院内部药品编码	
xmmc	项目名称	M	S3	AN..200	本处方的项目明细名称,包括药品名称、非药物治疗项目名称等。若项目为药物,同药品通用名	
ybxmdm	医保项目代码	M	S3	AN..50	医保药品目录编码。填写全省统一的医保编码,非医保药品的填写"999"	
ypbz	药品标志	M	S2	N1	是否药品	0.否 1.是 9.未知
yynbypbm	医院内部药品编码	M	S1	AN..50	药品在医院内部的唯一编码。能够唯一标识发药的产品	
yptym	药品通用名	M	S1	AN..50	药品通用名	
ypspm	药品商品名	O	S1	AN..50	药品商品名	
scqymc	生产企业(或产地)名称	M	S1	AN..50	生产企业(或产地)名称	
cfypzh	处方药品组号	M	S1	AN..20	药物分组的组号	
zybz	主药标志	M	S2	N1		0.否 1.是 9.未知

续表

数据元 标识	数据元名称	非空 约束	数据 类型	表示格式	定义	允许值
jbywbz	基本药物 标志	M	S2	N1		0. 否 1. 是 9. 未知
kjybz	抗菌药标志	M	S2	N1		0. 否 1. 是 9. 未知
kjylbdm	抗菌药类 别代码	M	S3	N1		CVX— KJYWLBDM
kzlywbz	抗肿瘤 药物标志	M	S2	N1		0. 否 1. 是 9. 未知
kzlywlbdm	抗肿瘤药物 类别代码	O	S3	N1		
jsywbz	精神药物 标志	O	S2	N1		0. 否 1. 是 9. 未知
jsywlbdm	精神药物 类别代码	O	S3	N1		CVX— JSYWLBDM
mzywbz	麻醉药物 标志	M	S2	N1		0. 否 1. 是 9. 未知
dxywbz	毒性药物 标志	O	S2	N1		0. 否 1. 是 9. 未知
yzdywbz	易制毒 药物标志	O	S2	N1		0. 否 1. 是 9. 未知
ymbz	疫苗标志	M	S2	N1		0. 否 1. 是 9. 未知
syyybz	输液用药 标志	M	S2	N1		0. 否 1. 是 9. 未知

数据元标识	数据元名称	非空约束	数据类型	表示格式	定义	允许值
pspbbz	皮试判别标志	M	S2	N1		0.否 1.是 9.未知
ypjxdm	药品剂型代码	M	S3	N2		CVX—YWJXDM
zjgg	制剂规格	M	S1	AN..50	单位制剂内所含有效成分的量,例如"75mg/片",需同时填写数字和单位	
zjdwmc	制剂单位名称	M	S1	AN..10	药品的基本生产单位,剂量上可精确拆分、在物理上可独立存在的某一具体规格剂量的最小产品单元,例如"12片/盒"中的"片"	
zxxsbzdwmc	最小销售包装单位名称	M	S1	AN..10	药品最小销售单元,药品不能再拆开的最小销售包装,例如"12片/盒"中的"盒"	
zhxs	转换系数	M	N	N..8	一个最小销售包装包含制剂单位的数量,例如"12片/盒"中的"12"	
fysl	发药数量	C	N	N..8	本次处方该药品的总数量,例如"2盒"中的"2"。若是药品,必填	
fysldwmc	发药数量单位名称	C	S1	AN..10	发药数量单位,例如"2盒"中的"盒"	
ywsypcdm	药物使用频次代码	M	S3	AN2..4		CVX—YWSYPCDM
yytjdm	用药途径代码	M	S3	N..3		CVX—YYTJDM
gysj	给药时机	O	S1	AN..50	给药时机,例如"饭前""饭后""空腹"等	
yyts	用药天数	O	N	N..4	用药天数	

续表

数据元标识	数据元名称	非空约束	数据类型	表示格式	定义	允许值
ywsycjl	药物使用次剂量	M	N	N..10,4	每次使用的药品剂量,例如"0.5g""200mL"中的"0.5""200"	
ywsyzjl	药物使用总剂量	O	N	N..10,4	药物使用总剂量	
ywsyjldwdm	药物使用剂量单位代码	M	S3	N..2		CVX—YWSYJLDWDM
ywsyjldwmc	药物使用剂量单位名称	M	S3	AN..10	例如"1粒""2片""200mL"中的"粒""片""mL"	CVX—YWSYJLDWDM
yplydm	药品来源代码	O	S2	N1	药品来源	1.医院药品 2.自备药品
gysd	给药速度	O	S1	AN..20	静脉输液药品滴注时间和速度的描述,例如"1小时、20滴/分钟",需同时填写数字和单位,单位为小时或滴/分钟	
xysj	限用时间	O	S1	AN..20	限用时间,静脉输液药品配制后使用时间的描述,例如"现配现用""立即使用""2h内使用"等	
yzmd	药嘱目的	O	S1	AN..50	药嘱开具的目的,例如"科室领药""带手术室"等	
ypbzxx	药品备注信息	O	S1	AN..200		
xmje	项目金额	O	N	N..10	药品等某个项目的总金额,单位为分	
tybz	退药标志	M	S2	N1		0.否 1.是 9.未知
scbz	删除标志	M	S2	N1	数据逻辑删除标志	0.正常 1.删除
sjgxsj	数据更新时间	M	DT	DT14	院内处方数据更新时间。YYYYMMDDhhmmss格式	

7.2 消息元素属性

西医门(急)诊处方数据集的消息元素属性分为数据上传和更新、数据对账、数据对账结果通知,具体如下。

7.2.1 数据上传和更新

1.请求消息

西医门(急)诊处方数据上传和更新的请求消息模型符合西医门(急)诊处方数据元属性的定义。消息的元素属性如表7.3所示。

表7.3 西医门(急)诊处方数据上传和更新的请求消息元素属性

元素路径	基数	约束	数据类型	元素说明
request_biz	1..1	M	Any	请体业务参数体
request_biz/tyshxydm	1..1	M	String	统一社会信用代码
request_biz/yljgdm	0..1	C	String	医疗卫生机构代码
request_biz/yljgmc	1..1	M	String	医疗卫生机构名称
request_biz/yqdm	1..1	M	String	院区代码
request_biz/yqmc	0..1	C	String	院区名称
request_biz/sfzjlbdm	1..1	M	String	身份证件类别代码
request_biz/sfzjhm	1..1	M	String	身份证件号码
request_biz/hzxm	1..1	M	String	患者姓名
request_biz/xbdm	1..1	M	String	性别代码
request_biz/csny	0..1	O	Number	出生年月
request_biz/mzlsh	1..1	M	String	门(急)诊流水号
request_biz/cfbh	1..1	M	String	处方编号
request_biz/cflxdm	1..1	M	String	处方类型代码
request_biz/cflbdm	1..1	M	String	处方类别代码
request_biz/cfyxts	1..1	M	Number	处方有效天数
request_biz/xyzdbzbm	1..1	M	String	西医诊断标准编码
request_biz/xyzdbzmc	1..1	M	String	西医诊断标准名称

续表

元素路径	基数	约束	数据类型	元素说明
request_biz/xyzdynms	1..1	M	String	西医诊断院内描述
request_biz/cfklrqsj	1..1	M	DateTime	处方开立日期时间
request_biz/cfklksbzdm	0..1	O	String	处方开立科室标准代码
request_biz/cfklksyynbmc	1..1	M	String	处方开立科室医院内部名称
request_biz/cfje	1..1	M	Number	处方金额
request_biz/cfklyssfzjhm	1..1	M	String	处方开立医师身份证件号码
request_biz/cfklysgh	1..1	M	String	处方开立医师工号
request_biz/cfklysxm	1..1	M	String	处方开立医师姓名
request_biz/cfklyssqm	0..1	O	String	处方开立医师双签名
request_biz/cfshyjsxm	1..1	M	String	处方审核药剂师姓名
request_biz/cftpyjsxm	0..1	O	String	处方调配药剂师姓名
request_biz/cfhdyjsxm	0..1	O	String	处方核对药剂师姓名
request_biz/cffyyjsxm	0..1	O	String	处方发药药剂师姓名
request_biz/cffyrqsj	0..1	C	DateTime	处方发药日期时间
request_biz/cfbzxx	0..1	O	String	处方备注信息
request_biz/cfhxztdm	1..1	M	String	处方核销状态代码
request_biz/hlwyycfbz	1..1	M	String	互联网医院处方标志
request_biz/wpcfbz	1..1	M	String	外配处方标志
request_biz/yxlzbz	0..1	O	String	允许流转标志
request_biz/scbz	1..1	M	String	删除标志
request_biz/sjgxsj	1..1	M	DateTime	数据更新时间
request_biz/xymzcfmx	1..*	M	Any	西医门诊处方明细参数体
request_biz/xymzcfmx/cfmxbh	1..1	M	String	处方明细编号
request_biz/xymzcfmx/xmdm	1..1	M	String	项目代码
request_biz/xymzcfmx/xmmc	1..1	M	String	项目名称
request_biz/xymzcfmx/ybxmdm	1..1	M	String	医保项目代码
request_biz/xymzcfmx/ypbz	1..1	M	String	药品标志
request_biz/xymzcfmx/yynbypbm	1..1	M	String	医院内部药品编码
request_biz/xymzcfmx/yptym	1..1	M	String	药品通用名

元素路径	基数	约束	数据类型	元素说明
request_biz/xymzcfmx/ypspm	0..1	O	String	药品商品名
request_biz/xymzcfmx/scqymc	1..1	M	String	生产企业(或产地)名称
request_biz/xymzcfmx/cfypzh	1..1	M	String	处方药品组号
request_biz/xymzcfmx/zybz	1..1	M	String	主药标志
request_biz/xymzcfmx/jbywbz	1..1	M	String	基本药物标志
request_biz/xymzcfmx/kjybz	1..1	M	String	抗菌药标志
request_biz/xymzcfmx/kjylbdm	1..1	M	String	抗菌药类别代码
request_biz/xymzcfmx/kzlywbz	1..1	M	String	抗肿瘤药物标志
request_biz/xymzcfmx/kzlywlbdm	0..1	O	String	抗肿瘤药物类别代码
request_biz/xymzcfmx/jsywbz	0..1	O	String	精神药物标志
request_biz/xymzcfmx/jsywlbdm	0..1	O	String	精神药物类别代码
request_biz/xymzcfmx/mzywbz	1..1	M	String	麻醉药物标志
request_biz/xymzcfmx/dxywbz	0..1	O	String	毒性药物标志
request_biz/xymzcfmx/yzdywbz	0..1	O	String	易制毒药物标志
request_biz/xymzcfmx/ymbz	1..1	M	String	疫苗标志
request_biz/xymzcfmx/syyybz	1..1	M	String	输液用药标志
request_biz/xymzcfmx/pspbbz	1..1	M	String	皮试判别标志
request_biz/xymzcfmx/ypjxdm	1..1	M	String	药品剂型代码
request_biz/xymzcfmx/zjgg	1..1	M	String	制剂规格
request_biz/xymzcfmx/zjdwmc	1..1	M	String	制剂单位名称
request_biz/xymzcfmx/zxxsbzdwmc	1..1	M	String	最小销售包装单位名称
request_biz/xymzcfmx/zhxs	1..1	M	Number	转换系数
request_biz/xymzcfmx/fysl	0..1	C	Number	发药数量
request_biz/xymzcfmx/fysldwmc	0..1	C	String	发药数量单位名称
request_biz/xymzcfmx/ywsypcdm	1..1	M	String	药物使用频次代码
request_biz/xymzcfmx/yytjdm	1..1	M	String	用药途径代码
request_biz/xymzcfmx/gysj	0..1	O	String	给药时机
request_biz/xymzcfmx/yyts	0..1	O	Number	用药天数
request_biz/xymzcfmx/ywsycjl	1..1	M	Number	药物使用次剂量

续表

元素路径	基数	约束	数据类型	元素说明
request_biz/xymzcfmx/ywsyzjl	0..1	O	Number	药物使用总剂量
request_biz/xymzcfmx/ywsyjldwdm	1..1	M	String	药物使用剂量单位代码
request_biz/xymzcfmx/ywsyjldwmc	1..1	M	String	药物使用剂量单位名称
request_biz/xymzcfmx/yplydm	0..1	O	String	药品来源代码
request_biz/xymzcfmx/gysd	0..1	O	String	给药速度
request_biz/xymzcfmx/xysj	0..1	O	String	限用时间
request_biz/xymzcfmx/yzmd	0..1	O	String	药嘱目的
request_biz/xymzcfmx/ypbzxx	0..1	O	String	药品备注信息
request_biz/xymzcfmx/xmje	0..1	O	Number	项目金额
request_biz/xymzcfmx/tybz	1..1	M	String	退药标志
request_biz/xymzcfmx/scbz	1..1	M	String	删除标志
request_biz/xymzcfmx/sjgxsj	1..1	M	DateTime	数据更新时间

2. 响应消息

西医门(急)诊处方数据上传和更新的响应消息元素属性如表 7.4 所示。

表 7.4 西医门(急)诊处方数据上传和更新的响应消息元素属性

元素路径	基数	约束	数据类型	元素说明
response_biz	1..1	M	Any	响应业务参数体
response_biz/cfbh	1..1	M	String	处方编号
response_biz/load_time	1..1	M	DateTime	存储时间。表示格式 DT14，YYYYMMDDhhmmss 格式

7.2.2 数据对账

1. 请求消息

西医门(急)诊处方数据对账的请求消息元素属性如表 7.5 所示。

表 7.5　西医门(急)诊处方数据对账的请求消息元素属性

元素路径	基数	约束	数据类型	元素说明
request_biz	1..1	M	Any	请求业务参数体
request_biz/data_date	1..1	M	Date	数据上传日期。发起对账时的前一天,表示格式 D8,YYYYMMDD 格式
request_biz/check_serial	1..1	M	String	对账流水号。一次对账分多个批次请求时,每次请求的对账流水号相同
request_biz/index_amount	1..1	M	Number	索引数量。发起对账时的前一天应上传的数据数量
request_biz/batch_amount	1..1	M	Number	批次数量。索引数量超过 10000 时需分为多个批次上,例如索引数量为 25000 时,批次数量应不小于 3
request_biz/batch_sequence	1..1	M	Number	当前批次顺序号。从 1 开始,最大不超过批次数量
request_biz/batch_index_amount	1..1	M	Number	当前批次索引数量。不超过 10000
request_biz/batch_index_list	1..1	M	List	当前批次索引列表
request_biz/batch_index_list/index	1..*	M	Any	索引参数体
request_biz/batch_index_list/index/cfbh	1..1	M	String	处方编号

2. 响应消息

西医门(急)诊处方数据对账的响应消息元素属性如表 7.6 所示。

表 7.6　西医门(急)诊处方数据对账的响应消息元素属性

元素路径	基数	约束	数据类型	元素说明
response_biz	1..1	M	Any	响应业务参数体
response_biz/check_serial	1..1	M	String	对账流水号
response_biz/index_amount_receive	1..1	M	Number	接收索引数量

7.2.3 数据对账结果通知

1. 请求消息

西医门(急)诊处方数据对账结果通知的请求消息元素属性如表 7.7 所示。

表 7.7 西医门(急)诊处方数据对账结果通知的请求消息元素属性

元素路径	基数	约束	数据类型	元素说明
request_biz	1..1	M	Any	请求业务参数体
request_biz/data_date	1..1	M	Date	数据上传日期。发起对账时的前一天,表示格式 D8,YYYYMMDD 格式
request_biz/check_serial	1..1	M	String	对账流水号。同对账时的对账流水号。一次对账结果分多个批次请求时,每次请求的对账流水号相同
request_biz/index_amount	1..1	M	Number	索引数量。发起对账时的前一天应上传的数据数量
request _ biz/index _ amount _miss	1..1	M	Number	缺失索引数量
request_biz/batch_amount	1..1	M	Number	批次数量。缺失索引数量超过 10000 时需分为多个批次通知,例如缺失索引数量为 25000 时,批次数量应不小于 3
request_biz/batch_sequence	1..1	M	Number	当前批次顺序号。从 1 开始,最大不超过批次数量
request_biz/batch_index_list	1..1	M	List	当前批次缺失索引列表
request _ biz/batch _ index _ list/index	1.. *	M	Any	索引参数体
request_biz/batch_index_list/ index/cfbh	1..1	M	String	处方编号

2. 响应消息

西医门(急)诊处方数据对账结果通知的响应消息元素属性如表 7.8 所示。

表7.8　西医门(急)诊处方数据对账结果通知的响应消息元素属性

元素路径	基数	约束	数据类型	元素说明
response_biz	1..1	M	Any	响应业务参数体
response_biz/receive_time	1..1	M	String	对账结果通知接收时间。表示格式 DT14,YYYYMMDDhhmmss 格式

7.3 消息示例

本节描述的消息示例为加密前的原始明文,非传输时接口接收和应答的报文示例。

——发送请求时应使用约定的加密算法和密钥对明文消息进行加密,得到加密报文。

——接收应答时应使用约定的加密算法和密钥对加密报文进行解密,得到明文消息。

7.3.1 数据上传和更新

1. 请求消息示例

```
<request_biz>
    <tyshxydm>统一社会信用代码</tyshxydm>
    <yljgdm>医疗卫生机构代码</yljgdm>
    <yljgmc>医疗卫生机构名称</yljgmc>
    <yqdm>院区代码</yqdm>
    <yqmc>院区名称</yqmc>
    <sfzjlbdm>身份证件类别代码</sfzjlbdm>
    <sfzjhm>身份证件号码</sfzjhm>
    <hzxm>患者姓名</hzxm>
    <xbdm>性别代码</xbdm>
    <csny>出生年月</csny>
    <mzlsh>门(急)诊流水号</mzlsh>
    <cfbh>处方编号</cfbh>
    <cflxdm>处方类型代码</cflxdm>
    <cflbdm>处方类别代码</cflbdm>
```

＜cfyxts＞处方有效天数＜/cfyxts＞

＜xyzdbzbm＞西医诊断标准编码＜/xyzdbzbm＞

＜xyzdbzmc＞西医诊断标准名称＜/xyzdbzmc＞

＜xyzdynms＞西医诊断院内描述＜/xyzdynms＞

＜cfklrqsj＞处方开立日期时间＜/cfklrqsj＞

＜cfklksbzdm＞处方开立科室标准代码＜/cfklksbzdm＞

＜cfklksyynbmc＞处方开立科室医院内部名称＜/cfklksyynbmc＞

＜cfje＞处方金额＜/cfje＞

＜cfklyssfzjhm＞处方开立医师身份证件号码＜/cfklyssfzjhm＞

＜cfklysgh＞处方开立医师工号＜/cfklysgh＞

＜cfklysxm＞处方开立医师姓名＜/cfklysxm＞

＜cfklyssqm＞处方开立医师双签名＜/cfklyssqm＞

＜cfshyjsxm＞处方审核药剂师姓名＜/cfshyjsxm＞

＜cftpyjsxm＞处方调配药剂师姓名＜/cftpyjsxm＞

＜cfhdyjsxm＞处方核对药剂师姓名＜/cfhdyjsxm＞

＜cffyyjsxm＞处方发药药剂师姓名＜/cffyyjsxm＞

＜cffyrqsj＞处方发药日期时间＜/cffyrqsj＞

＜cfbzxx＞处方备注信息＜/cfbzxx＞

＜cfhxztdm＞处方核销状态代码＜/cfhxztdm＞

＜hlwyycfbz＞互联网医院处方标志＜/hlwyycfbz＞

＜wpcfbz＞外配处方标志＜/wpcfbz＞

＜yxlzbz＞允许流转标志＜/yxlzbz＞

＜scbz＞删除标志＜/scbz＞

＜sjgxsj＞数据更新时间＜/sjgxsj＞

＜xymzcfmx＞

　　＜cfmxbh＞处方明细编号＜/cfmxbh＞

　　＜xmdm＞项目代码＜/xmdm＞

　　＜xmmc＞项目名称＜/xmmc＞

　　＜ybxmdm＞医保项目代码＜/ybxmdm＞

　　＜ypbz＞药品标志＜/ypbz＞

　　＜yynbypbm＞医院内部药品编码＜/yynbypbm＞

　　＜yptym＞药品通用名＜/yptym＞

　　＜ypspm＞药品商品名＜/ypspm＞

　　＜scqymc＞生产企业(或产地)名称＜/scqymc＞

　　＜cfypzh＞处方药品组号＜/cfypzh＞

　　＜zybz＞主药标志＜/zybz＞

＜jbywbz＞基本药物标志＜/jbywbz＞

＜kjybz＞抗菌药标志＜/kjybz＞

＜kjylbdm＞抗菌药类别代码＜/kjylbdm＞

＜kzlywbz＞抗肿瘤药物标志＜/kzlywbz＞

＜kzlywlbdm＞抗肿瘤药物类别代码＜/kzlywlbdm＞

＜jsywbz＞精神药物标志＜/jsywbz＞

＜jsywlbdm＞精神药物类别代码＜/jsywlbdm＞

＜mzywbz＞麻醉药物标志＜/mzywbz＞

＜dxywbz＞毒性药物标志＜/dxywbz＞

＜yzdywbz＞易制毒药物标志＜/yzdywbz＞

＜ymbz＞疫苗标志＜/ymbz＞

＜syyybz＞输液用药标志＜/syyybz＞

＜pspbbz＞皮试判别标志＜/pspbbz＞

＜ypjxdm＞药品剂型代码＜/ypjxdm＞

＜zjgg＞制剂规格＜/zjgg＞

＜zjdwmc＞制剂单位名称＜/zjdwmc＞

＜zxxsbzdwmc＞最小销售包装单位名称＜/zxxsbzdwmc＞

＜zhxs＞转换系数＜/zhxs＞

＜fysl＞发药数量＜/fysl＞

＜fysldwmc＞发药数量单位名称＜/fysldwmc＞

＜ywsypcdm＞药物使用频次代码＜/ywsypcdm＞

＜yytjdm＞用药途径代码＜/yytjdm＞

＜gysj＞给药时机＜/gysj＞

＜yyts＞用药天数＜/yyts＞

＜ywsycjl＞药物使用次剂量＜/ywsycjl＞

＜ywsyzjl＞药物使用总剂量＜/ywsyzjl＞

＜ywsyjldwdm＞药物使用剂量单位代码＜/ywsyjldwdm＞

＜ywsyjldwmc＞药物使用剂量单位名称＜/ywsyjldwmc＞

＜yplydm＞药品来源代码＜/yplydm＞

＜gysd＞给药速度＜/gysd＞

＜xysj＞限用时间＜/xysj＞

＜yzmd＞药嘱目的＜/yzmd＞

＜ypbzxx＞药品备注信息＜/ypbzxx＞

＜xmje＞项目金额＜/xmje＞

＜tybz＞退药标志＜/tybz＞

＜scbz＞删除标志＜/scbz＞

```
    <sjgxsj>数据更新时间</sjgxsj>
  </xymzcfmx>
</request_biz>
```

2. 响应消息示例

```
<response_biz>
  <cfbh>处方编号</cfbh>
  <load_time>存储时间</load_time>
</response_biz>
```

7.3.2 数据对账

1. 请求消息示例

```
<request_biz>
  <data_date>数据上传日期</data_date>
  <check_serial>对账流水号</check_serial>
  <index_amount>索引数量</index_amount>
  <batch_amount>批次数量</batch_amount>
  <batch_sequence>当前批次顺序号</batch_sequence>
  <batch_index_amount>当前批次索引数量</batch_index_amount>
  <batch_index_list>
    <index>
      <cfbh>处方编号</cfbh>
    </index>
    <index>
      <cfbh>处方编号</cfbh>
    </index>
  </batch_index_list>
</request_biz>
```

2. 响应消息示例

```
<response_biz>
  <check_serial>对账流水号</check_serial>
  <index_amount_receive>接收索引数量</index_amount_receive>
</response_biz>
```

7.3.3　数据对账结果通知

1. 请求消息示例

```
<request_biz>
    <data_date>数据上传日期</data_date>
    <check_serial>对账流水号</check_serial>
    <index_amount>索引数量</index_amount>
    <index_amount_miss>缺失索引数量</index_amount_miss>
    <batch_amount>批次数量</batch_amount>
    <batch_sequence>当前批次顺序号</batch_sequence>
    <batch_index_list>
        <index>
            <cfbh>处方编号</cfbh>
        </index>
        <index>
            <cfbh>处方编号</cfbh>
        </index>
    </batch_index_list>
</request_biz>
```

2. 响应消息示例

```
<response_biz>
    <receive_time>对账结果通知接收时间</receive_time>
</response_biz>
```

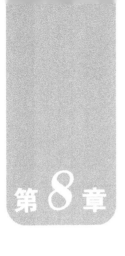

第8章 中医门诊病历数据集

本章规定了中医门诊病历数据传输的模板、消息架构的要求以及对消息内容的一系列约束。

本章适用于各级医疗卫生机构信息系统与区域健康信息平台之间的中医门诊病历数据传输。

8.1 数据元属性

中医四诊术语数据元的填写注意事项：

——中医望诊术语共10项(不含其他)，其中望舌、望苔必填，其余8项需填写至少2项。

——中医闻诊术语共2项(不含其他)，需填写至少1项。

——中医问诊术语共10项(不含其他)，需填写至少4项。

——中医切诊术语共2项(不含其他)，其中脉诊必填。

中医门诊病历子集的数据元属性如表8.1所示。

表 8.1 中医门诊病历的数据元属性

数据元标识	数据元名称	非空约束	数据类型	表示格式	定义	允许值
tyshxydm	统一社会信用代码	M	S1	AN18	联合主键,外键,关联患者基本信息。医疗卫生机构的18位统一社会信用代码	
yljgdm	医疗卫生机构代码	C	S1	AN..30	为患者提供诊疗服务的医疗卫生机构,经"医疗卫生机构执业许可证"登记的,并按照特定编码体系填写的22位代码	
yljgmc	医疗卫生机构名称	M	S1	AN..50	医疗卫生机构的组织机构名称。若有多个机构名称,必须填写第一名称	
yqdm	院区代码	M	S1	AN..10	联合主键,外键,关联患者基本信息。医疗卫生机构院区的顺序号代码。无多院区可自定义代码,例如"01"。联合统一社会信用代码唯一标识一个机构	
yqmc	院区名称	C	S1	AN..50	医疗卫生机构院区的名称	
sfzjlbdm	身份证件类别代码	M	S3	N2	患者身份证件所属类别在特定编码体系中的代码	CV02.01.101
sfzjhm	身份证件号码	M	S1	AN..20	患者的身份证件上的唯一法定标识符	
hzxm	患者姓名	M	S1	AN..50	患者本人在公安户籍管理部门正式登记注册的姓氏和名称	
xbdm	性别代码	M	S3	N1	患者生理性别在特定编码体系中的代码	GB/T 2261.1
csny	出生年月	O	N	N6	患者出生当日的公元纪年日期的完整描述。YYYYMM格式	
nls	年龄(岁)	O	N	N..3	患者年龄满1周岁的实足年龄,为患者出生后按照日历计算的历法年龄,以实足年龄的相应整数填写	

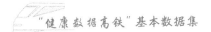

续表

数据元标识	数据元名称	非空约束	数据类型	表示格式	定义	允许值
nly	年龄(月)	O	S1	AN..8	年龄不足1周岁的实足年龄的月龄,以分数形式表示:分数的整数部分代表实足月龄,分数部分分母为30,分子为不足1个月的天数,例如"2又10/30"	
mzblh	门(急)诊病历号	M	S1	AN..50	外键,关联患者基本信息。患者在医疗卫生机构内部的唯一标识,每次就诊不变	
mzlsh	门(急)诊流水号	M	S1	AN..50	联合主键。按照某一特定编码规则赋予门(急)诊就诊对象的顺序号	
mzfylbmc	门诊费用类别名称	O	S1	AN..20	患者发生的门诊费用种类名称,例如"医保""自费"等	
jzrqsj	就诊日期时间	M	DT	DT14	患者在门(急)诊就诊结束时的公元纪年日期和时间的完整描述。YYYYMMDDhhmmss格式	
czbzdm	初诊标志代码	M	S2	N1	患者是否因该疾病首次就诊的分类代码	1.初诊 2.复诊
frmzbz	发热门诊标志	M	S2	N1	是否发热门诊(诊室)	0.否 1.是
jzksbzdm	就诊科室标准代码	O	S3	AN..10	患者在医疗卫生机构就诊的科室的标准代码	CVX—KSDM
jzksyynbmc	就诊科室医院内部名称	M	S1	AN..50	患者在医疗卫生机构就诊的科室的医院内部名称	
yssfzjhm	医师身份证件号码	M	S1	AN..20	医师的身份证件上的唯一法定标识符	
ysgh	医师工号	M	S1	AN..10	医师在医院内部的唯一标识	
ysxm	医师姓名	M	S1	AN..50	医师签署的在公安户籍管理部门正式登记注册的姓氏和名称	
hzqxdm	患者去向代码	O	S3	N1	患者在医疗卫生机构就诊后的去向分类代码	CVX—HZQXDM

数据元标识	数据元名称	非空约束	数据类型	表示格式	定义	允许值
zs	主诉	M	S1	AN..2000	对患者本次疾病相关的主要症状及其持续时间的描述,一般由患者本人或监护人描述	
xbs	现病史	M	S1	AN..2000	对患者当前所患疾病情况的详细描述	
jws	既往史	M	S1	AN..2000	患者既往史的详细描述。无既往史填"无"	
lxbxs	流行病学史	O	S1	AN..2000	患者流行病学史的详细描述	
jbs	疾病史(含外伤)	O	S1	AN..2000	患者既往健康状况和疾病(含外伤)的详细描述	
yfjzs	预防接种史	O	S1	AN..2000	患者预防接种情况的详细描述	
sss	手术史	O	S1	AN..2000	患者既往接受手术/操作经历的详细描述	
css	出生史	O	S1	AN..2000	患者出生史的详细描述	
szs	生长史	O	S1	AN..2000	患者生长史的详细描述	
wys	喂养史	O	S1	AN..2000	患者喂养史的详细描述	
sxs	输血史	O	S1	AN..2000	患者既往输血史的详细描述	
gms	过敏史	O	S1	AN..2000	患者既往发生过敏情况的详细描述	
grs	个人史	O	S1	AN..2000	患者个人生活习惯及有无烟、酒、药物等嗜好,职业与工作条件及有无工业毒物、粉尘、放射性物质接触史,有无冶游史的描述	
hys	婚育史	O	S1	AN..2000	患者婚育史的详细描述	
yjs	月经史	O	S1	AN..2000	患者月经史的详细描述	
jzs	家族史	O	S1	AN..2000	患者3代以内有血缘关系的家族成员中所患遗传疾病史的描述	
ml	脉率	O	N	N..3	单位时间内脉搏次数的测量值,计量单位为次/分钟	

续表

数据元标识	数据元名称	非空约束	数据类型	表示格式	定义	允许值
ssy	收缩压	O	N	N..3	上臂收缩压的测量值,计量单位为 mmHg	
szy	舒张压	O	N	N..3	上臂舒张压的测量值,计量单位为 mmHg	
sg	身高	M	N	N..5,1	身高的测量值,计量单位为 cm	
tz	体重	M	N	N..5,1	体重的测量值,计量单位为 kg	
yz	孕周(d)	O	N	N2..3	孕妇的妊娠时长,计量单位为 d	
zyszgcjg	中医四诊观察结果	M	S1	AN..4000	中医四诊观察结果的原始详细描述,包括望、闻、问、切四诊内容	
wzwsdm	望诊—望神代码	C	S3	AN..200	中医望诊—望神的代码。望诊术语可选项(C)中必填2项及以上	CVX—WZ—WSDM,有多个数据时以"|"分隔
wzws	望诊—望神	O	S1	AN..2000	中医望诊—望神的描述。不在望诊—望神代码值含义中的,填实际描述	有多个数据时以"|"分隔
wzwmsdm	望诊—望面色代码	C	S3	AN..200	中医望诊—望面色的代码。望诊术语可选项(C)中必填2项及以上	CVX—WZ—WMSDM,数据有多个时以"|"分隔
wzwms	望诊—望面色	O	S1	AN..2000	中医望诊—望面色的描述。不在望诊—望面色代码值含义中的,填实际描述	有多个数据时以"|"分隔
wzwxtdm	望诊—望形态代码	C	S3	AN..200	中医望诊—望形态的代码。望诊术语可选项(C)中必填2项及以上	CVX—WZ—WXTDM,有多个数据时以"|"分隔
wzwxt	望诊—望形态	O	S1	AN..2000	中医望诊—望形态的描述。不在望诊—望形态代码值含义中的,填实际描述	有多个数据时以"|"分隔

数据元标识	数据元名称	非空约束	数据类型	表示格式	定义	允许值
wzwxexfdm	望诊—望小儿胸腹代码	C	S3	AN..200	中医望诊—望小儿胸腹的代码。望诊术语可选项(C)中必填2项及以上	CVX—WZ—WXEXFDM,有多个数据时以"|"分隔
wzwxexf	望诊—望小儿胸腹	O	S1	AN..2000	中医望诊—望小儿胸腹的描述。不在望诊—望小儿胸腹代码值含义中的填实际描述	有多个数据时以"|"分隔
wzwtlwgjqdm	望诊—望头颅五官九窍代码	C	S3	AN..400	中医望诊—望头颅五官九窍的代码。望诊术语可选项(C)中必填2项及以上	CVX—WZ—WTLWGJQDM,有多个数据时以"|"分隔
wzwtlwgjq	望诊—望头颅五官九窍	O	S1	AN..2000	中医望诊—望头颅五官九窍的描述。不在望诊—望头颅五官九窍代码值含义中的,填实际描述	有多个数据时以"|"分隔
wzwpfdm	望诊—望皮肤代码	C	S3	AN..200	中医望诊—望皮肤的代码。望诊术语可选项(C)中必填2项及以上	CVX—WZ—WPFDM,有多个数据时以"|"分隔
wzwpf	望诊—望皮肤	O	S1	AN..2000	中医望诊—望皮肤的描述。不在望诊—望皮肤代码值含义中的,填实际描述	有多个数据时以"|"分隔
wzwlmdm	望诊—望小儿食指络脉代码	C	S3	AN..200	中医望诊—望小儿食指络脉的代码。望诊术语可选项(C)中必填2项及以上	CVX—WZ—WXESZLMDM,有多个数据时以"|"分隔
wzwlm	望诊—望小儿食指络脉	O	S1	AN..2000	中医望诊—望小儿食指络脉的描述。不在望诊—望小儿食指络脉代码值含义中的,填实际描述	有多个数据时以"|"分隔
wzwpxwy-fmwdm	望诊—望排泄物与分泌物代码	C	S3	AN..200	中医望诊—望排泄物与分泌物的代码。望诊术语可选项(C)中必填2项及以上	CVX—WZ—WPXWYFMWDM,有多个数据时以"|"分隔

续表

数据元标识	数据元名称	非空约束	数据类型	表示格式	定义	允许值
wzwpxwy-fmw	望诊—望排泄物与分泌物	O	S1	AN..2000	中医望诊—望排泄物与分泌物的描述。不在望诊—望排泄物与分泌物代码值含义中的，填实际描述	有多个数据时以"|"分隔
wzsdm	望诊—望舌代码	M	S3	AN..200	中医望诊—望舌的代码	CVX—WZ—SDM，有多个数据时以"|"分隔
wzs	望诊—望舌	O	S1	AN..2000	中医望诊—望舌的描述。不在望诊—望舌代码值含义中的，填实际描述	有多个数据时以"|"分隔
wztdm	望诊—望苔代码	M	S3	AN..200	中医望诊—望苔的代码	CVX—WZ—TDM，有多个数据时以"|"分隔
wzt	望诊—望苔	O	S1	AN..2000	中医望诊—望苔的描述。不在望诊—望苔代码值含义中的填实际描述	有多个数据时以"|"分隔
wzqt1	望诊—其他	O	S1	AN..2000	中医望诊—其他的描述	
wztsydm	闻诊—听声音代码	C	S3	AN..200	中医闻诊—听声音的代码。闻诊术语可选项(C)中必填1项及以上	CVX—WZ—TSYDM，有多个数据时以"|"分隔
wztsy	闻诊—听声音	O	S1	AN..2000	中医闻诊—听声音的描述。不在闻诊—听声音代码值含义中的填实际描述	有多个数据时以"|"分隔
wzxqwdm	闻诊—嗅气味代码	C	S3	AN..200	中医闻诊—嗅气味的代码。闻诊术语可选项(C)中必填1项及以上	CVX—WZ—XQWDM，有多个数据时以"|"分隔
wzxqw	闻诊—嗅气味	O	S1	AN..2000	中医闻诊—嗅气味的描述。不在闻诊—嗅气味代码值含义中的填实际描述	有多个数据时以"|"分隔

数据元标识	数据元名称	非空约束	数据类型	表示格式	定义	允许值
wzqt2	闻诊—其他	O	S1	AN..2000	中医闻诊—其他的描述	
wzhrdm	问诊—问寒热代码	C	S3	AN..200	中医问诊—问寒热的代码。问诊术语可选项(C)中必填 4 项及以上	CVX—WZ—HRDM,有多个数据时以"│"分隔
wzhr	问诊—问寒热	O	S1	AN..2000	中医问诊—问寒热的描述。不在问诊—问寒热代码值含义中的填实际描述	有多个数据时以"│"分隔
wzchdm	问诊—问出汗代码	C	S3	AN..200	中医问诊—问出汗的代码。问诊术语可选项(C)中必填 4 项及以上	CVX—WZ—CHDM,有多个数据时以"│"分隔
wzch	问诊—问出汗	O	S1	AN..2000	中医问诊—问出汗的描述。不在问诊—问出汗代码值含义中的填实际描述	有多个数据时以"│"分隔
wztsdm	问诊—问头身代码	C	S3	AN..200	中医问诊—问头身的代码。问诊术语可选项(C)中必填 4 项及以上	CVX—WZ—TSDM,有多个数据时以"│"分隔
wzts	问诊—问头身	O	S1	AN..2000	中医问诊—问头身的描述。不在问诊—问头身代码值含义中的填实际描述	有多个数据时以"│"分隔
wzxxwfdm	问诊—问胸胁脘腹代码	C	S3	AN..200	中医问诊—问胸胁脘腹的代码。问诊术语可选项(C)中必填 4 项及以上	CVX—WZ—XXWFDM,有多个数据时以"│"分隔
wzxxwf	问诊—问胸胁脘腹	O	S1	AN..2000	中医问诊—问胸胁脘腹的描述。不在问诊—问胸胁脘腹代码值含义中的填实际描述	有多个数据时以"│"分隔
wzemdm	问诊—问耳目代码	C	S3	AN..200	中医问诊—问耳目的代码。问诊术语可选项(C)中必填 4 项及以上	CVX—WZ—EMDM,有多个数据时以"│"分隔

续表

数据元标识	数据元名称	非空约束	数据类型	表示格式	定义	允许值
wzem	问诊—问耳目	O	S1	AN..2000	中医问诊—问耳目的描述。不在问诊—问耳目代码值含义中的填实际描述	有多个数据时以"|"分隔
wzysykwdm	问诊—问饮食与口味代码	C	S3	AN..200	中医问诊—问饮食与口味的代码。问诊术语可选项(C)中必填4项及以上	CVX—WZ—YSYKWDM,有多个数据时以"|"分隔
wzysykw	问诊—问饮食与口味	O	S1	AN..2000	中医问诊—问饮食与口味的描述。不在问诊—问饮食与口味代码值含义中的填实际描述	有多个数据时以"|"分隔
wzsmdm	问诊—问睡眠代码	C	S3	AN..200	中医问诊—问睡眠的代码。问诊术语可选项(C)中必填4项及以上	CVX—WZ—SMDM,有多个数据时以"|"分隔
wzsm	问诊—问睡眠	O	S1	AN..2000	中医问诊—问睡眠的描述。不在问诊—问睡眠代码值含义中的填实际描述	有多个数据时以"|"分隔
wzdbdm	问诊—问大便代码	C	S3	AN..200	中医问诊—问大便的代码。问诊术语可选项(C)中必填4项及以上	CVX—WZ—DBDM,有多个数据时以"|"分隔
wzdb	问诊—问大便	O	S1	AN..2000	中医问诊—问大便的描述。不在问诊—问大便代码值含义中的填实际描述	有多个数据时以"|"分隔
wzxbdm	问诊—问小便代码	C	S3	AN..200	中医问诊—问小便的代码。问诊术语可选项(C)中必填4项及以上	CVX—WZ—XBDM,有多个数据时以"|"分隔
wzxb	问诊—问小便	O	S1	AN..2000	中医问诊—问小便的描述。不在问诊—问小便代码值含义中的填实际描述	有多个数据时以"|"分隔

续表

数据元标识	数据元名称	非空约束	数据类型	表示格式	定义	允许值
wzfndm	问诊—问妇女代码	C	S3	AN..200	中医问诊—问妇女的代码。问诊术语可选项(C)中必填4项及以上	CVX—WZ—FNDM,有多个数据时以"|"分隔
wzfn	问诊—问妇女	O	S1	AN..2000	中医问诊—问妇女的描述。不在问诊—问妇女代码值含义中的填实际描述	有多个数据时以"|"分隔
wzqt3	问诊—其他	O	S1	AN..2000	中医问诊—其他的描述	
qzmzdm	切诊—脉诊代码	M	S3	AN..200	中医切诊—脉诊的代码	CVX—QZ—MZDM,有多个数据时以"|"分隔
qzmz	切诊—脉诊	O	S1	AN..2000	中医切诊—脉诊的描述。不在切诊—脉诊代码值含义中的填实际描述	有多个数据时以"|"分隔
qzaz	切诊—按诊	O	S1	AN..2000	中医切诊—按诊的描述	
qzqt	切诊—其他	O	S1	AN..2000	中医切诊—其他的描述	
tgjc	体格检查	M	S1	AN..2000	由门急诊接诊医师对患者进行的体格检查项目及主要检查结果的描述,包括主要的阳性体征和必要的阴性体征	
fzjcxm	辅助检查项目	O	S1	AN..1000	患者辅助检查、检验项目的通用名称	
xyzdbzbm	西医诊断标准编码	M	S3	AN..200	患者在门(急)诊就诊时初步做出的疾病诊断在西医诊断特定编码体系中的编码	ICD-10国家临床2.0,有多个数据时以"|"分隔
xyzdbzmc	西医诊断标准名称	M	S3	AN..2000	患者在门(急)诊就诊时初步做出的疾病诊断在西医诊断特定编码体系中的名称	ICD-10国家临床2.0,有多个数据时以"|"分隔
xyzdynms	西医诊断院内描述	M	S1	AN..2000	由医师做出的西医诊断的医院内部描述	

续表

数据元标识	数据元名称	非空约束	数据类型	表示格式	定义	允许值
zybmdm	中医病名代码	M	S3	AN..200	患者在门(急)诊就诊时初步做出的疾病诊断在中医病名特定分类体系中的代码	GB/T 15657—2021,有多个数据时以"│"分隔
zybmmc	中医病名名称	M	S3	AN..2000	由医师根据患者就诊时的情况,综合分析所做出的中医诊断病名	GB/T 15657—2021,有多个数据时以"│"分隔
zyzhdm	中医证候代码	M	S3	AN..200	患者在门(急)诊就诊时初步做出的疾病诊断在中医证候特定分类体系中的代码	GB/T 15657—2021,有多个数据时以"│"分隔
zyzhmc	中医证候名称	M	S3	AN..2000	由医师根据患者就诊时的情况,综合分析所做出的中医证候名称	GB/T 15657—2021,有多个数据时以"│"分隔
zzzfdm	治则治法代码	M	S3	AN..200	根据辨证结果采用的治则治法名称术语	GB/T 15657—2021,有多个数据时以"│"分隔
zzzfmc	治则治法名称	M	S3	AN..2000	根据辨证结果采用的治则治法名称术语	GB/T 15657—2021,有多个数据时以"│"分隔
zlyj	治疗意见	M	S1	AN..2000	医师对患者需要进一步治疗提出的指导建议	
zysx	注意事项	O	S1	AN..2000	对下达医嘱的补充说明和注意事项提示	

8.2 消息元素属性

中医门诊病历数据集的消息元素属性分为数据上传和更新、数据对账、数据对账结果通知,具体如下。

8.2.1 数据上传和更新

1.请求消息

中医门诊病历数据上传和更新的请求消息模型符合中医门诊病历数据元属性的定义。消息的元素属性如表8.2所示。

表 8.2 中医门诊病历数据上传和更新的请求消息元素属性

元素路径	基数	约束	数据类型	元素说明
request_biz	1..1	M	Any	请求业务参数体
request_biz/tyshxydm	1..1	M	String	统一社会信用代码
request_biz/yljgdm	0..1	C	String	医疗卫生机构代码
request_biz/yljgmc	1..1	M	String	医疗卫生机构名称
request_biz/yqdm	1..1	M	String	院区代码
request_biz/yqmc	0..1	C	String	院区名称
request_biz/sfzjlbdm	1..1	M	String	身份证件类别代码
request_biz/sfzjhm	1..1	M	String	身份证件号码
request_biz/hzxm	1..1	M	String	患者姓名
request_biz/xbdm	1..1	M	String	性别代码
request_biz/csny	0..1	O	Number	出生年月
request_biz/nls	0..1	O	Number	年龄(岁)
request_biz/nly	0..1	O	String	年龄(月)
request_biz/mzblh	1..1	M	String	门(急)诊病历号
request_biz/mzlsh	1..1	M	String	门(急)诊流水号
request_biz/mzfylbmc	0..1	O	String	门诊费用类别名称
request_biz/jzrqsj	1..1	M	DateTime	就诊日期时间
request_biz/czbzdm	1..1	M	String	初诊标志代码

续表

元素路径	基数	约束	数据类型	元素说明
request_biz/frmzbz	1..1	M	String	发热门诊标志
request_biz/jzksbzdm	0..1	O	String	就诊科室标准代码
request_biz/jzksyynbmc	1..1	M	String	就诊科室医院内部名称
request_biz/yssfzjhm	1..1	M	String	医师身份证件号码
request_biz/ysgh	1..1	M	String	医师工号
request_biz/ysxm	1..1	M	String	医师姓名
request_biz/hzqxdm	0..1	O	String	患者去向代码
request_biz/zs	1..1	M	String	主诉
request_biz/xbs	1..1	M	String	现病史
request_biz/jws	1..1	M	String	既往史
request_biz/lxbxs	0..1	O	String	流行病学史
request_biz/jbs	0..1	O	String	疾病史(含外伤)
request_biz/yfjzs	0..1	O	String	预防接种史
request_biz/sss	0..1	O	String	手术史
request_biz/css	0..1	O	String	出生史
request_biz/szs	0..1	O	String	生长史
request_biz/wys	0..1	O	String	喂养史
request_biz/sxs	0..1	O	String	输血史
request_biz/gms	0..1	O	String	过敏史
request_biz/grs	0..1	O	String	个人史
request_biz/hys	0..1	O	String	婚育史
request_biz/yjs	0..1	O	String	月经史
request_biz/jzs	0..1	O	String	家族史
request_biz/ml	0..1	O	Number	脉率
request_biz/ssy	0..1	O	Number	收缩压
request_biz/szy	0..1	O	Number	舒张压
request_biz/sg	1..1	M	Number	身高
request_biz/tz	1..1	M	Number	体重
request_biz/yz	0..1	O	Number	孕周(d)

续表

元素路径	基数	约束	数据类型	元素说明
request_biz/wzwsdm	0..1	C	String	望诊—望神代码
request_biz/wzws	0..1	O	String	望诊—望神
request_biz/wzwmsdm	0..1	C	String	望诊—望面色代码
request_biz/wzwms	0..1	O	String	望诊—望面色
request_biz/wzwxtdm	0..1	C	String	望诊—望形态代码
request_biz/wzwxt	0..1	O	String	望诊—望形态
request_biz/wzwxexfdm	0..1	C	String	望诊—望小儿胸腹代码
request_biz/wzwxexf	0..1	O	String	望诊—望小儿胸腹
request_biz/wzwtlwgjqdm	0..1	C	String	望诊—望头颅五官九窍代码
request_biz/wzwtlwgjq	0..1	O	String	望诊—望头颅五官九窍
request_biz/wzwpfdm	0..1	C	String	望诊—望皮肤代码
request_biz/wzwpf	0..1	O	String	望诊—望皮肤
request_biz/wzwlmdm	0..1	C	String	望诊—望小儿食指络脉代码
request_biz/wzwlm	0..1	O	String	望诊—望小儿食指络脉
request_biz/wzwpxwyfmwdm	0..1	C	String	望诊—望排泄物与分泌物代码
request_biz/wzwpxwyfmw	0..1	O	String	望诊—望排泄物与分泌物
request_biz/wzsdm	0..1	M	String	望诊—望舌代码
request_biz/wzs	0..1	O	String	望诊—望舌
request_biz/wztdm	0..1	M	String	望诊—望苔代码
request_biz/wzt	0..1	O	String	望诊—望苔
request_biz/wzqt1	0..1	O	String	望诊—其他
request_biz/wztsydm	0..1	C	String	闻诊—听声音代码
request_biz/wztsy	0..1	O	String	闻诊—听声音
request_biz/wzxqwdm	0..1	C	String	闻诊—嗅气味代码
request_biz/wzxqw	0..1	O	String	闻诊—嗅气味
request_biz/wzqt2	0..1	O	String	闻诊—其他
request_biz/wzhrdm	0..1	C	String	问诊—问寒热代码
request_biz/wzhr	0..1	O	String	问诊—问寒热
request_biz/wzchdm	0..1	C	String	问诊—问出汗代码

续表

元素路径	基数	约束	数据类型	元素说明
request_biz/wzch	0..1	O	String	问诊—问出汗
request_biz/wztsdm	0..1	C	String	问诊—问头身代码
request_biz/wzts	0..1	O	String	问诊—问头身
request_biz/wzxxwfdm	0..1	C	String	问诊—问胸胁脘腹代码
request_biz/wzxxwf	0..1	O	String	问诊—问胸胁脘腹
request_biz/wzemdm	0..1	C	String	问诊—问耳目代码
request_biz/wzem	0..1	O	String	问诊—问耳目
request_biz/wzysykwdm	0..1	C	String	问诊—问饮食与口味代码
request_biz/wzysykw	0..1	O	String	问诊—问饮食与口味
request_biz/wzsmdm	0..1	C	String	问诊—问睡眠代码
request_biz/wzsm	0..1	O	String	问诊—问睡眠
request_biz/wzdbdm	0..1	C	String	问诊—问大便代码
request_biz/wzdb	0..1	O	String	问诊—问大便
request_biz/wzxbdm	0..1	C	String	问诊—问小便代码
request_biz/wzxb	0..1	O	String	问诊—问小便
request_biz/wzfndm	0..1	C	String	问诊—问妇女代码
request_biz/wzfn	0..1	O	String	问诊—问妇女
request_biz/wzqt3	0..1	O	String	问诊—其他
request_biz/qzmzdm	0..1	M	String	切诊—脉诊代码
request_biz/qzmz	0..1	O	String	切诊—脉诊
request_biz/qzaz	0..1	O	String	切诊—按诊
request_biz/qzqt	0..1	O	String	切诊—其他
request_biz/tgjc	1..1	M	String	体格检查
request_biz/fzjcxm	0..1	O	String	辅助检查项目
request_biz/xyzdbzbm	1..1	M	String	西医诊断标准编码
request_biz/xyzdbzmc	1..1	M	String	西医诊断标准名称
request_biz/xyzdynms	1..1	M	String	西医诊断院内描述
request_biz/zybmdm	1..1	M	String	中医病名代码
request_biz/zybmmc	1..1	M	String	中医病名名称

续表

元素路径	基数	约束	数据类型	元素说明
request_biz/zyzhdm	1..1	M	String	中医证候代码
request_biz/zyzhmc	1..1	M	String	中医证候名称
request_biz/zzzfdm	1..1	M	String	治则治法代码
request_biz/zzzfmc	1..1	M	String	治则治法名称
request_biz/zlyj	1..1	M	String	治疗意见
request_biz/zysx	0..1	O	String	注意事项

2. 响应消息

中医门诊病历数据上传和更新的响应消息元素属性如表 8.3 所示。

表 8.3　中医门诊病历数据上传和更新的响应消息元素属性

元素路径	基数	约束	数据类型	元素说明
response_biz	1..1	M	Any	响应业务参数体
response_biz/mzlsh	1..1	M	String	门(急)诊流水号
response_biz/load_time	1..1	M	DateTime	存储时间。表示格式 DT14，YYYYMMDDhhmmss 格式

8.2.2　数据对账

1. 请求消息

中医门诊病历数据对账的请求消息元素属性如表 8.4 所示。

表 8.4　中医门诊病历数据对账的请求消息元素属性

元素路径	基数	约束	数据类型	元素说明
request_biz	1..1	M	Any	请求业务参数体
request_biz/data_date	1..1	M	Date	数据上传日期。发起对账时的前一天，表示格式 D8，YYYYMMDD 格式
request_biz/check_serial	1..1	M	String	对账流水号。一次对账分多个批次请求时，每次请求的对账流水号相同
request_biz/index_amount	1..1	M	Number	索引数量。发起对账时的前一天应上传的数据数量

续表

元素路径	基数	约束	数据类型	元素说明
request_biz/batch_amount	1..1	M	Number	批次数量。索引数量超过 10000 时需分为多个批次上,例如索引数量为 25000 时,批次数量应不小于 3
request_biz/batch_sequence	1..1	M	Number	当前批次顺序号。从 1 开始,最大不超过批次数量
request_biz/batch_index_amount	1..1	M	Number	当前批次索引数量。不超过 10000
request_biz/batch_index_list	1..1	M	List	当前批次索引列表
request_biz/batch_index_list/index	1..*	M	Any	索引参数体
request_biz/batch_index_list/index/mzlsh	1..1	M	String	门(急)诊流水号

2. 响应消息

中医门诊病历数据对账的响应消息元素属性如表 8.5 所示。

表 8.5　中医门诊病历数据对账的响应消息元素属性

元素路径	基数	约束	数据类型	元素说明
response_biz	1..1	M	Any	响应业务参数体
response_biz/check_serial	1..1	M	String	对账流水号
response_biz/index_amount_receive	1..1	M	Number	接收索引数量

8.2.3　数据对账结果通知

1. 请求消息

中医门诊病历数据对账结果通知的请求消息元素属性如表 8.6 所示。

表 8.6　中医门诊病历数据对账结果通知的请求消息元素属性

元素路径	基数	约束	数据类型	元素说明
request_biz	1..1	M	Any	请求业务参数体
request_biz/data_date	1..1	M	Date	数据上传日期。发起对账时的前一天,表示格式 D8,YYYYMMDD 格式
request_biz/check_serial	1..1	M	String	对账流水号。同对账时的对账流水号。一次对账结果分多个批次请求时,每次请求的对账流水号相同
request_biz/index_amount	1..1	M	Number	索引数量。发起对账时的前一天应上传的数据数量
request _ biz/index _ amount _miss	1..1	M	Number	缺失索引数量
request_biz/batch_amount	1..1	M	Number	批次数量。缺失索引数量超过 10000 时需分为多个批次通知,例如缺失索引数量为 25000 时,批次数量应不小于 3
request_biz/batch_sequence	1..1	M	Number	当前批次顺序号。从 1 开始,最大不超过批次数量
request_biz/batch_index_list	1..1	M	List	当前批次缺失索引列表
request _ biz/batch _ index _ list/index	1.. *	M	Any	索引参数体
request_biz/batch_index_list/index/mzlsh	1..1	M	String	门(急)诊流水号

2. 响应消息

中医门诊病历数据对账结果通知的响应消息元素属性如表 8.7 所示。

表 8.7　中医门诊病历数据对账结果通知的响应消息元素属性

元素路径	基数	约束	数据类型	元素说明
response_biz	1..1	M	Any	响应业务参数体
response_biz/receive_time	1..1	M	String	对账结果通知接收时间。表示格式 DT14,YYYYMMDDhhmmss 格式

8.3 消息示例

本节描述的消息示例为加密前的原始明文,非传输时接口接收和应答的报文示例。

——发送请求时应使用约定的加密算法和密钥对明文消息进行加密,得到加密报文。

——接收应答时应使用约定的加密算法和密钥对加密报文进行解密,得到明文消息。

8.3.1 数据上传和更新

1.请求消息示例

```
<request_biz>
    <tyshxydm>统一社会信用代码</tyshxydm>
    <yljgdm>医疗卫生机构代码</yljgdm>
    <yljgmc>医疗卫生机构名称</yljgmc>
    <yqdm>院区代码</yqdm>
    <yqmc>院区名称</yqmc>
    <sfzjlbdm>身份证件类别代码</sfzjlbdm>
    <sfzjhm>身份证件号码</sfzjhm>
    <hzxm>患者姓名</hzxm>
    <xbdm>性别代码</xbdm>
    <csny>出生年月</csny>
    <nls>年龄(岁)</nls>
    <nly>年龄(月)</nly>
    <mzblh>门(急)诊病历号</mzblh>
    <mzlsh>门(急)诊流水号</mzlsh>
    <mzfylbmc>门诊费用类别名称</mzfylbmc>
    <jzrqsj>就诊日期时间</jzrqsj>
    <czbzdm>初诊标志代码</czbzdm>
    <frmzbz>发热门诊标志</frmzbz>
    <jzksbzdm>就诊科室标准代码</jzksbzdm>
    <jzksyynbmc>就诊科室医院内部名称</jzksyynbmc>
```

<yssfzjhm>医师身份证件号码</yssfzjhm>

<ysgh>医师工号</ysgh>

<ysxm>医师姓名</ysxm>

<hzqxdm>患者去向代码</hzqxdm>

<zs>主诉</zs>

<xbs>现病史</xbs>

<jws>既往史</jws>

<lxbxs>流行病学史</lxbxs>

<jbs>疾病史(含外伤)</jbs>

<yfjzs>预防接种史</yfjzs>

<sss>手术史</sss>

<css>出生史</css>

<szs>生长史</szs>

<wys>喂养史</wys>

<sxs>输血史</sxs>

<gms>过敏史</gms>

<grs>个人史</grs>

<hys>婚育史</hys>

<yjs>月经史</yjs>

<jzs>家族史</jzs>

<ml>脉率</ml>

<ssy>收缩压</ssy>

<szy>舒张压</szy>

<sg>身高</sg>

<tz>体重</tz>

<yz>孕周(d)</yz>

<wzwsdm>望诊—望神代码</wzwsdm>

<wzws>望诊—望神</wzws>

<wzwmsdm>望诊—望面色代码</wzwmsdm>

<wzwms>望诊—望面色</wzwms>

<wzwxtdm>望诊—望形态代码</wzwxtdm>

<wzwxt>望诊—望形态</wzwxt>

<wzwxexfdm>望诊—望小儿胸腹代码</wzwxexfdm>

<wzwxexf>望诊—望小儿胸腹</wzwxexf>

<wzwtlwgjqdm>望诊—望头颅五官九窍代码</wzwtlwgjqdm>

<wzwtlwgjq>望诊—望头颅五官九窍</wzwtlwgjq>

<wzwpfdm>望诊—望皮肤代码</wzwpfdm>

<wzwpf>望诊—望皮肤</wzwpf>

<wzwlmdm>望诊—望小儿食指络脉代码</wzwlmdm>

<wzwlm>望诊—望小儿食指络脉</wzwlm>

<wzwpxwyfmwdm>望诊—望排泄物与分泌物代码</wzwpxwyfmwdm>

<wzwpxwyfmw>望诊—望排泄物与分泌物</wzwpxwyfmw>

<wzsdm>望诊—望舌代码</wzsdm>

<wzs>望诊—望舌</wzs>

<wztdm>望诊—望苔代码</wztdm>

<wzt>望诊—望苔</wzt>

<wzqt1>望诊—其他</wzqt1>

<wztsydm>闻诊—听声音代码</wztsydm>

<wztsy>闻诊—听声音</wztsy>

<wzxqwdm>闻诊—嗅气味代码</wzxqwdm>

<wzxqw>闻诊—嗅气味</wzxqw>

<wzqt2>闻诊—其他</wzqt2>

<wzhrdm>问诊—问寒热代码</wzhrdm>

<wzhr>问诊—问寒热</wzhr>

<wzchdm>问诊—问出汗代码</wzchdm>

<wzch>问诊—问出汗</wzch>

<wztsdm>问诊—问头身代码</wztsdm>

<wzts>问诊—问头身</wzts>

<wzxxwfdm>问诊—问胸胁脘腹代码</wzxxwfdm>

<wzxxwf>问诊—问胸胁脘腹</wzxxwf>

<wzemdm>问诊—问耳目代码</wzemdm>

<wzem>问诊—问耳目</wzem>

<wzysykwdm>问诊—问饮食与口味代码</wzysykwdm>

<wzysykw>问诊—问饮食与口味</wzysykw>

<wzsmdm>问诊—问睡眠代码</wzsmdm>

<wzsm>问诊—问睡眠</wzsm>

<wzdbdm>问诊—问大便代码</wzdbdm>

<wzdb>问诊—问大便</wzdb>

<wzxbdm>问诊—问小便代码</wzxbdm>

<wzxb>问诊—问小便</wzxb>

<wzfndm>问诊—问妇女代码</wzfndm>

<wzfn>问诊—问妇女</wzfn>

```
<wzqt3>问诊—其他</wzqt3>
<qzmzdm>切诊—脉诊代码</qzmzdm>
<qzmz>切诊—脉诊</qzmz>
<qzaz>切诊—按诊</qzaz>
<qzqt>切诊—其他</qzqt>
<tgjc>体格检查</tgjc>
<fzjcxm>辅助检查项目</fzjcxm>
<xyzdbzbm>西医诊断标准编码</xyzdbzbm>
<xyzdbzmc>西医诊断标准名称</xyzdbzmc>
<xyzdynms>西医诊断院内描述</xyzdynms>
<zybmdm>中医病名代码</zybmdm>
<zybmmc>中医病名名称</zybmmc>
<zyzhdm>中医证候代码</zyzhdm>
<zyzhmc>中医证候名称</zyzhmc>
<zzzfdm>治则治法代码</zzzfdm>
<zzzfmc>治则治法名称</zzzfmc>
<zlyj>治疗意见</zlyj>
<zysx>注意事项</zysx>
</request_biz>
```

2. 响应消息示例

```
<response_biz>
    <mzlsh>门(急)诊流水号</mzlsh>
    <load_time>存储时间</load_time>
</response_biz>
```

8.3.2 数据对账

1. 请求消息示例

```
<request_biz>
    <data_date>数据上传日期</data_date>
    <check_serial>对账流水号</check_serial>
    <index_amount>索引数量</index_amount>
    <batch_amount>批次数量</batch_amount>
```

```
    <batch_sequence>当前批次顺序号</batch_sequence>
    <batch_index_amount>当前批次索引数量</batch_index_amount>
    <batch_index_list>
        <index>
            <mzlsh>门(急)诊流水号</mzlsh>
        </index>
        <index>
            <mzlsh>门(急)诊流水号</mzlsh>
        </index>
    </batch_index_list>
</request_biz>
```

2. 响应消息示例

```
<response_biz>
    <check_serial>对账流水号</check_serial>
    <index_amount_receive>接收索引数量</index_amount_receive>
</response_biz>
```

8.3.3 数据对账结果通知

1. 请求消息示例

```
<request_biz>
    <data_date>数据上传日期</data_date>
    <check_serial>对账流水号</check_serial>
    <index_amount>索引数量</index_amount>
    <index_amount_miss>缺失索引数量</index_amount_miss>
    <batch_amount>批次数量</batch_amount>
    <batch_sequence>当前批次顺序号</batch_sequence>
    <batch_index_list>
        <index>
            <mzlsh>门(急)诊流水号</mzlsh>
        </index>
        <index>
            <mzlsh>门(急)诊流水号</mzlsh>
        </index>
```

```
      </batch_index_list>
  </request_biz>
```

2. 响应消息示例

```
<response_biz>
      <receive_time>对账结果通知接收时间</receive_time>
  </response_biz>
```

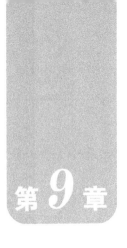

第 **9** 章　中医门诊处方数据集

本章规定了门诊中药饮片及颗粒剂处方数据传输的模板、消息架构的要求以及对消息内容的一系列约束。

本章适用于各级医疗卫生机构信息系统与区域健康信息平台之间的门诊中药饮片及颗粒剂处方数据传输。

9.1 数据元属性

中医门诊处方数据集分为中医门诊处方子集和中医门诊处方明细(饮片及颗粒剂)子集。

9.1.1 中医门诊处方

中医门诊处方子集的数据元属性如表 9.1 所示。

表 9.1　中医门诊处方的数据元属性

数据元标识	数据元名称	非空约束	数据类型	表示格式	定义	允许值
tyshxydm	统一社会信用代码	M	S1	AN18	联合主键,外键,关联中医门诊病历。医疗卫生机构的18位统一社会信用代码	
yljgdm	医疗卫生机构代码	C	S1	AN..30	为患者提供诊疗服务的医疗卫生机构,经"医疗卫生机构执业许可证"登记的,并按照特定编码体系填写的22位代码	

数据元标识	数据元名称	非空约束	数据类型	表示格式	定义	允许值
yljgmc	医疗卫生机构名称	M	S1	AN..50	医疗卫生机构的组织机构名称。若有多个机构名称,必须填写第一名称	
yqdm	院区代码	M	S1	AN..10	联合主键,外键,关联中医门诊病历。医疗卫生机构院区的顺序号代码。无多院区可自定义代码,例如"01"。联合统一社会信用代码唯一标识一个机构	
yqmc	院区名称	C	S1	AN..50	医疗卫生机构院区的名称	
sfzjlbdm	身份证件类别代码	M	S3	N2	患者身份证件所属类别在特定编码体系中的代码	CV02.01.101
sfzjhm	身份证件号码	M	S1	AN..20	患者的身份证件上的唯一法定标识符	
hzxm	患者姓名	M	S1	AN..50	患者本人在公安户籍管理部门正式登记注册的姓氏和名称	
xbdm	性别代码	M	S3	N1	患者生理性别在特定编码体系中的代码	GB/T 2261.1
csny	出生年月	O	N	N6	患者出生当日的公元纪年日期的完整描述。YYYYMM格式	
mzlsh	门(急)诊流水号	M	S1	AN..50	外键,关联中医门诊病历。按照某一特定编码规则赋予门(急)诊就诊对象的顺序号	
mzfylbmc	门诊费用类别名称	O	S1	AN..20	患者发生的门诊费用种类名称	
cfbh	处方编号	M	S1	AN..50	联合主键。按照某一特定编码规则赋予门(急)诊处方的顺序号	
cflxdm	处方类型代码	M	S3	N1	处方类型代码。处方类型例如"西药""成药""草药"等	CVX—CFLXDM

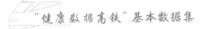

续表

数据元标识	数据元名称	非空约束	数据类型	表示格式	定义	允许值
cflbdm	处方类别代码	M	S3	N1	处方类别代码。处方类别例如"普通处方""急诊处方""麻醉处方"等	CVX—CFLBDM
cfyxts	处方有效天数	M	N	N..4	门(急)诊医师开具的处方的有效天数。根据《处方管理办法》,处方开具当日有效。特殊情况下需延长有效期的,由开具处方的医师注明有效期限,但有效期最长不得超过3天	
xyzdbzbm	西医诊断标准编码	M	S3	AN..200	患者在门(急)诊就诊时初步做出的疾病诊断在西医诊断特定编码体系中的编码	ICD-10国家临床2.0,有多个数据时以"|"分隔
xyzdbzmc	西医诊断标准名称	M	S3	AN..2000	患者在门(急)诊就诊时初步做出的疾病诊断在西医诊断特定编码体系中的名称	ICD-10国家临床2.0,有多个数据时以"|"分隔
xyzdynms	西医诊断院内描述	M	S1	AN..2000	由医师做出的西医诊断的医院内部描述	
zybmdm	中医病名代码	M	S3	AN..200	患者在门(急)诊就诊时初步做出的疾病诊断在中医病名特定分类体系中的代码	GB/T 15657—2021,有多个数据时以"|"分隔
zybmmc	中医病名名称	M	S3	AN..2000	由医师根据患者就诊时的情况,综合分析所做出的中医诊断病名	GB/T 15657—2021,有多个数据时以"|"分隔
zyzhdm	中医证候代码	M	S3	AN..200	患者在门(急)诊就诊时初步做出的疾病诊断在中医证候特定分类体系中的代码	GB/T 15657—2021,有多个数据时以"|"分隔

数据元标识	数据元名称	非空约束	数据类型	表示格式	定义	允许值
zyzhmc	中医证候名称	M	S3	AN..2000	由医师根据患者就诊时的情况,综合分析所做出的中医证候名称	GB/T 15657—2021,有多个数据时以"|"分隔
zzzfdm	治则治法代码	M	S3	AN..200	根据辨证结果采用的治则治法名称术语	GB/T 15657—2021,有多个数据时以"|"分隔
zzzfmc	治则治法名称	M	S3	AN..200	根据辨证结果采用的治则治法名称术语	GB/T 15657—2021,有多个数据时以"|"分隔
fjmc	方剂名称	O	S1	AN..200	根据配伍原则,总结临床经验,以若干药物配合组成的药方	有多个数据时以"|"分隔
cfbmbz	处方保密标志	O	S2	N1	开具的处方是否为保密方	0.否 1.是 9.未知
gfbz	膏方标志	M	S2	N1	开具的中药饮片医嘱是否为膏方	0.否 1.是 9.未知
yyffms	用药方法描述	M	S1	AN..200	例如"7 剂,每日 1 剂,水煎至 400ml(每包 200mL),分早晚两次温服"。	
yyts	用药天数	O	N	N..4		
cfts	处方帖(剂)数	M	N	N..4		
mrts	每日帖(剂)数	M	N	N..4		
jzffms	煎煮方法描述	M	S1	AN..200	一帖药的煎煮方法,例如"水煎"	
sypcms	使用频次描述	M	S1	AN..200	例如"早晚两次"	

续表

数据元标识	数据元名称	非空约束	数据类型	表示格式	定义	允许值
ywsycjl	药物使用次剂量	C	N	N..10,4	每次使用的药品剂量,例如"200mL"中的"200"	
ywsyjldwdm	药物使用剂量单位代码	C	S3	N..2		CVX—YWSYJLDWDM
ywsyjldwmc	药物使用剂量单位名称	C	S3	AN..10	例如"200mL"中的"mL"	CVX—YWSYJLDWDM
gysjms	给药时机描述	M	S1	AN..50	例如"餐前""餐后""空腹"等	
yytjdm	用药途径代码	M	S3	N..3		CVX—YYTJDM
cfklrqsj	处方开立日期时间	M	DT	DT14	门急诊医师开具处方当日的公元纪年日期和时间的完整描述。YYYYMMDDhhmmss格式	
cfklksbzdm	处方开立科室标准代码	O	S3	AN..10	开具处方的门(急)诊科室的标准代码	CVX—KSDM
cfklksyynbmc	处方开立科室医院内部名称	M	S1	AN..50	开具处方的门(急)诊科室的医院内部名称	
cfje	处方金额	M	N	N..20	处方的计价金额,单位为分	
jyfyje	煎药费用金额	M	N	N..20	煎药费用,计量单位为分	
jyfsdm	煎药方式代码	M	S2	N1	煎药方式。草药处方必填	1.自煎 2.代煎
cfklyssfzjhm	处方开立医师身份证件号码	M	S1	AN..20	开具门急诊处方的医师的身份证件上的唯一法定标识符	
cfklysgh	处方开立医师工号	M	S1	AN..10	开具门急诊处方的医师在医院内部的唯一标识	
cfklysxm	处方开立医师姓名	M	S1	AN..50	开具门急诊处方的医师签署的在公安户籍管理部门正式登记注册的姓氏和名称	
cfklyssqm	处方开立医师双签名	O	S1	AN..50	按医疗卫生机构定义双签名规则	

数据元 标识	数据元 名称	非空 约束	数据 类型	表示格式	定义	允许值
cfshyjsxm	处方审核 药剂师姓名	C	S1	AN..50	对门急诊处方的适宜性、规范性等进行审核的药剂师（一般由具有药师以上专业技术职务资格的药师担任）签署的在公安户籍管理部门正式登记注册的姓氏和名称。处方开立时可以不传，审核后更新	
cftpyjsxm	处方调配 药剂师姓名	O	S1	AN..50	对门急诊处方进行调配的药剂师签署的在公安户籍管理部门正式登记注册的姓氏和名称	
cfhdyjsxm	处方核对 药剂师姓名	O	S1	AN..50	按照处方要求对调配的药物进行核对的药剂师签署的在公安户籍管理部门正式登记注册的姓氏和名称	
cffyyjsxm	处方发药 药剂师姓名	O	S1	AN..50	按照审核、调配后的门急诊处方，给患者发药的药剂师签署的在公安户籍管理部门正式登记注册的姓氏和名称	
cffyrqsj	处方发药 日期时间	C	DT	DT14	药剂师发药当日的公元纪年日期和时间的完整描述。处方开立时可以不传，发药后更新，YYYYMMDDhhmmss 格式	
cfbzxx	处方备注 信息	O	S1	AN..2000	对处方信息的重要提示和补充说明	
cfhxztdm	处方核销 状态代码	M	S3	AN..2	处方审核、核销、失效、撤销时更新	CVX— CFHXZTDM
hlwyycfbz	互联网医院 处方标志	M	S2	N1		0. 否 1. 是
wpcfbz	外配处方 标志	M	S2	N1		0. 否 1. 是
yxlzbz	允许流转 标志	O	S2	N1	默认不允许流转	1. 允许流转 2. 不允许流转

续表

数据元标识	数据元名称	非空约束	数据类型	表示格式	定义	允许值
scbz	删除标志	M	S2	N1	数据逻辑删除标志	0.正常 1.删除
sjgxsj	数据更新时间	M	DT	DT14	院内处方数据更新时间。YYYYMMDDhhmmss 格式	

9.1.2 中医门诊处方明细(饮片及颗粒剂)

中医门诊处方明细子集的数据元属性如表9.2所示。

表9.2 中医门诊处方明细的数据元属性

数据元标识	数据元名称	非空约束	数据类型	表示格式	定义	允许值
tyshxydm	统一社会信用代码	M	S1	AN18	联合主键,外键,关联中医门诊处方。医疗卫生机构的 18 位统一社会信用代码	
yljgdm	医疗卫生机构代码	C	S1	AN..30	为患者提供诊疗服务的医疗卫生机构,经"医疗卫生机构执业许可证"登记的,并按照特定编码体系填写的 22 位代码	
yljgmc	医疗卫生机构名称	M	S1	AN..50	医疗卫生机构的组织机构名称。若有多个机构名称,必须填写第一名称	
yqdm	院区代码	M	S1	AN..10	联合主键,外键,关联中医门诊处方。医疗卫生机构院区的顺序号代码。无多院区的,可自定义代码,例如"01"。联合统一社会信用代码唯一标识一个机构	
yqmc	院区名称	C	S1	AN..50	医疗卫生机构院区的名称	
cfbh	处方编号	M	S1	AN..50	联合主键,外键,关联中医门诊处方。按照某一特定编码规则赋予门(急)诊处方的顺序号	

数据元标识	数据元名称	非空约束	数据类型	表示格式	定义	允许值
cfmxbh	处方明细编号	M	S1	AN..50	联合主键。根据自然递增的原则赋予每条医嘱(明细)的顺序号	
ybxmdm	医保项目代码	M	S3	AN..50	医保药品目录编码。填写全省统一的医保编码,非医保药品的填写"999"	
zydm	中药代码	M	S3	AN..20	饮片及配方颗粒编码。中药编码不定期修订、发布,暂无编码的中药填写"06000000000099990"	GB/T 31774—2015,或基于GB/T 31774—2015制定的地方性中药分类编码
zymc	中药名称	M	S3	AN..200	饮片及配方颗粒名称。中药编码不定期修订、发布,暂无编码的中药填写实际品名	GB/T 31774—2015,或基于GB/T 31774—2015制定的地方性中药分类编码
scqymc	生产企业(或产地)名称	M	S1	AN..50	生产企业(或产地)名称	
cylbdm	草药类别代码	O	S2	N1	草药标识	1.君药 2.臣药 3.佐药 4.使药
ypjxdm	药品剂型代码	M	S3	N2		CVX—YWJXDM
yppj	药品品级	O	S1	AN..20		
dtsyl	单帖使用量	M	N	N..8,2	一帖药中某味药的使用量,使用量单位与药品计价单位相同,例如"麦冬12g"中的"12"	
dtsyldwdm	单帖使用量单位代码	M	S3	AN..10		CVX—ZYSYJLDWDM
dtsyldwmc	单帖使用量单位名称	M	S3	AN..20	例如"麦冬12g"中的"g"	CVX—ZYSYJLDWDM

123

续表

数据元标识	数据元名称	非空约束	数据类型	表示格式	定义	允许值
zyjzf	中药煎煮法	O	S3	N1	某味药的特别煎煮方法	1.先煎 2.后下 3.包煎 4.烊化冲入 5.煎汤代水 6.溶化 7.另煎后兑入 8.生汁兑入 9.合药冲服
ypbzxx	药品备注信息	O	S1	AN..200		
ypje	药品单价	M	N	N..10	单位数量药品的计价金额,计价单位与单帖使用量单位相同。单位为分	
tybz	退药标志	M	S2	N1		0.否 1.是 9.未知
scbz	删除标志	M	S2	N1	数据逻辑删除标志	0.正常 1.删除
sjgxsj	数据更新时间	M	DT	DT14	院内处方数据更新时间。YYYYMMDDhhmmss 格式	

9.2 消息元素属性

中医门诊处方数据集的消息元素属性分为数据上传和更新、数据对账、数据对账结果通知,具体如下。

9.2.1 数据上传和更新

1.请求消息

中医门诊处方数据上传和更新的请求消息模型符合中医门诊处方数据元属性的定义。消息的元素属性如表9.3所示。

表 9.3 中医门诊处方数据上传和更新的请求消息元素属性

元素路径	基数	约束	数据类型	元素说明
request_biz	1..1	M	Any	请求业务参数体
request_biz/tyshxydm	1..1	M	String	统一社会信用代码
request_biz/yljgdm	0..1	C	String	医疗卫生机构代码
request_biz/yljgmc	1..1	M	String	医疗卫生机构名称
request_biz/yqdm	1..1	M	String	院区代码
request_biz/yqmc	0..1	C	String	院区名称
request_biz/sfzjlbdm	1..1	M	String	身份证件类别代码
request_biz/sfzjhm	1..1	M	String	身份证件号码
request_biz/hzxm	1..1	M	String	患者姓名
request_biz/xbdm	1..1	M	String	性别代码
request_biz/csny	0..1	O	Number	出生年月
request_biz/mzlsh	1..1	M	String	门(急)诊流水号
request_biz/mzfylbmc	0..1	O	String	门诊费用类别名称
request_biz/cfbh	1..1	M	String	处方编号
request_biz/cflxdm	1..1	M	String	处方类型代码
request_biz/cflbdm	1..1	M	String	处方类别代码
request_biz/cfyxts	1..1	M	Number	处方有效天数
request_biz/xyzdbzbm	1..1	M	String	西医诊断标准编码
request_biz/xyzdbzmc	1..1	M	String	西医诊断标准名称
request_biz/xyzdynms	1..1	M	String	西医诊断院内描述
request_biz/zybmdm	1..1	M	String	中医病名代码
request_biz/zybmmc	1..1	M	String	中医病名名称
request_biz/zyzhdm	1..1	M	String	中医证候代码
request_biz/zyzhmc	1..1	M	String	中医证候名称
request_biz/zzzfdm	1..1	M	String	治则治法代码
request_biz/zzzfmc	1..1	M	String	治则治法名称
request_biz/fjmc	0..1	O	String	方剂名称
request_biz/cfbmbz	0..1	O	String	处方保密标志
request_biz/gfbz	1..1	M	String	膏方标志

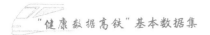

续表

元素路径	基数	约束	数据类型	元素说明
request_biz/yyffms	1..1	M	String	用药方法描述
request_biz/yyts	0..1	O	Number	用药天数
request_biz/cfts	1..1	M	Number	处方帖(剂)数
request_biz/mrts	1..1	M	Number	每日帖(剂)数
request_biz/jzffms	1..1	M	String	煎煮方法描述
request_biz/sypcms	1..1	M	String	使用频次描述
request_biz/ywsycjl	0..1	C	Number	药物使用次剂量
request_biz/ywsyjldwdm	0..1	C	String	药物使用剂量单位代码
request_biz/ywsyjldwmc	0..1	C	String	药物使用剂量单位名称
request_biz/gysjms	1..1	M	String	给药时机描述
request_biz/yytjdm	1..1	M	String	用药途径代码
request_biz/cfklrqsj	1..1	M	DateTime	处方开立日期时间
request_biz/cfklksbzdm	0..1	O	String	处方开立科室标准代码
request_biz/cfklksyynbmc	1..1	M	String	处方开立科室医院内部名称
request_biz/cfje	1..1	M	Number	处方金额
request_biz/jyfyje	1..1	M	Number	煎药费用金额
request_biz/jyfsdm	1..1	M	String	煎药方式代码
request_biz/cfklyssfzjhm	1..1	M	String	处方开立医师身份证件号码
request_biz/cfklysgh	1..1	M	String	处方开立医师工号
request_biz/cfklysxm	1..1	M	String	处方开立医师姓名
request_biz/cfklyssqm	0..1	O	String	处方开立医师双签名
request_biz/cfshyjsxm	1..1	M	String	处方审核药剂师姓名
request_biz/cftpyjsxm	0..1	O	String	处方调配药剂师姓名
request_biz/cfhdyjsxm	0..1	O	String	处方核对药剂师姓名
request_biz/cffyyjsxm	0..1	O	String	处方发药药剂师姓名
request_biz/cffyrqsj	0..1	C	DateTime	处方发药日期时间
request_biz/cfbzxx	0..1	O	String	处方备注信息
request_biz/cfhxztdm	1..1	M	String	处方核销状态代码
request_biz/hlwyycfbz	1..1	M	String	互联网医院处方标志
request_biz/wpcfbz	1..1	M	String	外配处方标志

元素路径	基数	约束	数据类型	元素说明
request_biz/yxlzbz	0..1	O	String	允许流转标志
request_biz/scbz	1..1	M	String	删除标志
request_biz/sjgxsj	1..1	M	DateTime	数据更新时间
request_biz/zymzcfmx	1..*	M	Any	中医门诊处方明细参数体
request_biz/zymzcfmx/cfmxbh	1..1	M	String	处方明细编号
request_biz/zymzcfmx/ybxmdm	1..1	M	String	医保项目代码
request_biz/zymzcfmx/zydm	1..1	M	String	中药代码
request_biz/zymzcfmx/zymc	1..1	M	String	中药名称
request_biz/zymzcfmx/scqymc	1..1	M	String	生产企业（或产地）名称
request_biz/zymzcfmx/cylbdm	0..1	O	String	草药类别代码
request_biz/zymzcfmx/ypjxdm	1..1	M	String	药品剂型代码
request_biz/zymzcfmx/yppj	0..1	O	String	药品品级
request_biz/zymzcfmx/dtsyl	1..1	M	Number	单帖使用量
request_biz/zymzcfmx/dtsyldwdm	1..1	M	String	单帖使用量单位代码
request_biz/zymzcfmx/dtsyldwmc	1..1	M	String	单帖使用量单位名称
request_biz/zymzcfmx/zyjzf	0..1	O	String	中药煎煮法
request_biz/zymzcfmx/ypbzxx	0..1	O	String	药品备注信息
request_biz/zymzcfmx/ypje	1..1	M	Number	药品单价
request_biz/zymzcfmx/tybz	1..1	M	String	退药标志
request_biz/zymzcfmx/scbz	1..1	M	String	删除标志
request_biz/zymzcfmx/sjgxsj	1..1	M	DateTime	数据更新时间

2. 响应消息

中医门诊处方数据上传和更新的响应消息元素属性如表 9.4 所示。

表 9.4　中医门诊处方数据上传和更新的响应消息元素属性

元素路径	基数	约束	数据类型	元素说明
response_biz	1..1	M	Any	响应业务参数体
response_biz/cfbh	1..1	M	String	处方编号
response_biz/load_time	1..1	M	DateTime	存储时间。表示格式 DT14，YYYYMMDDhhmmss 格式

9.2.2 数据对账

1.请求消息

中医门诊处方数据对账的请求消息元素属性如表9.5所示。

表9.5　中医门诊处方数据对账的请求消息元素属性

元素路径	基数	约束	数据类型	元素说明
request_biz	1..1	M	Any	请求业务参数体
request_biz/data_date	1..1	M	Date	数据上传日期。发起对账时的前一天,表示格式 D8,YYYYMMDD 格式
request_biz/check_serial	1..1	M	String	对账流水号。一次对账分多个批次请求时,每次请求的对账流水号相同
request_biz/index_amount	1..1	M	Number	索引数量。发起对账时的前一天应上传的数据数量
request_biz/batch_amount	1..1	M	Number	批次数量。索引数量超过 10000 时需分为多个批次上,例如索引数量为 25000 时,批次数量应≥3
request_biz/batch_sequence	1..1	M	Number	当前批次顺序号。从 1 开始,最大不超过批次数量
request_biz/batch_index_amount	1..1	M	Number	当前批次索引数量。不超过 10000
request_biz/batch_index_list	1..1	M	List	当前批次索引列表
request _ biz/batch _ index _ list/index	1.. *	M	Any	索引参数体
request_biz/batch_index_list/ index/cfbh	1..1	M	String	处方编号

2.响应消息

中医门诊处方数据对账的响应消息元素属性如表9.6所示。

表9.6　中医门诊处方数据对账的响应消息元素属性

元素路径	基数	约束	数据类型	元素说明
response_biz	1..1	M	Any	响应业务参数体
response_biz/check_serial	1..1	M	String	对账流水号
response _ biz/index _ amount _receive	1..1	M	Number	接收索引数量

9.2.3 数据对账结果通知

1.请求消息

中医门诊处方数据对账结果通知的请求消息元素属性如表9.7所示。

表9.7 中医门诊处方数据对账结果通知的请求消息元素属性

元素路径	基数	约束	数据类型	元素说明
request_biz	1..1	M	Any	请求业务参数体
request_biz/data_date	1..1	M	Date	数据上传日期。发起对账时的前一天,表示格式 D8,YYYYMMDD格式
request_biz/check_serial	1..1	M	String	对账流水号。同对账时的对账流水号。一次对账结果分多个批次请求时,每次请求的对账流水号相同
request_biz/index_amount	1..1	M	Number	索引数量。发起对账时的前一天应上传的数据数量
request _ biz/index _ amount _miss	1..1	M	Number	缺失索引数量
request_biz/batch_amount	1..1	M	Number	批次数量。缺失索引数量超过10000时需分为多个批次通知,例如缺失索引数量为25000时,批次数量应不小于3
request_biz/batch_sequence	1..1	M	Number	当前批次顺序号。从1开始,最大不超过批次数量
request_biz/batch_index_list	1..1	M	List	当前批次缺失索引列表
request _ biz/batch _ index _ list/index	1.. *	M	Any	索引参数体
request_biz/batch_index_list/index/cfbh	1..1	M	String	处方编号

2. 响应消息

中医门诊处方数据对账结果通知的响应消息元素属性如表9.8所示。

表 9.8　中医门诊处方数据对账结果通知的响应消息元素属性

元素路径	基数	约束	数据类型	元素说明
response_biz	1..1	M	Any	响应业务参数体
response_biz/receive_time	1..1	M	String	对账结果通知接收时间。表示格式 DT14,YYYYMMDDhhmmss 格式

9.3 消息示例

本节描述的消息示例为加密前的原始明文,非传输时接口接收和应答的报文示例。

——发送请求时应使用约定的加密算法和密钥对明文消息进行加密,得到加密报文。

——接收应答时应使用约定的加密算法和密钥对加密报文进行解密,得到明文消息。

9.3.1 数据上传和更新

1. 请求消息示例

```
<request_biz>
    <tyshxydm>统一社会信用代码</tyshxydm>
    <yljgdm>医疗卫生机构代码</yljgdm>
    <yljgmc>医疗卫生机构名称</yljgmc>
    <yqdm>院区代码</yqdm>
    <yqmc>院区名称</yqmc>
    <sfzjlbdm>身份证件类别代码</sfzjlbdm>
    <sfzjhm>身份证件号码</sfzjhm>
    <hzxm>患者姓名</hzxm>
    <xbdm>性别代码</xbdm>
    <csny>出生年月</csny>
    <mzlsh>门(急)诊流水号</mzlsh>
    <mzfylbmc>门诊费用类别名称</mzfylbmc>
    <cfbh>处方编号</cfbh>
```

<cflxdm>处方类型代码</cflxdm>

<cflbdm>处方类别代码</cflbdm>

<cfyxts>处方有效天数</cfyxts>

<xyzdbzbm>西医诊断标准编码</xyzdbzbm>

<xyzdbzmc>西医诊断标准名称</xyzdbzmc>

<xyzdynms>西医诊断院内描述</xyzdynms>

<zybmdm>中医病名代码</zybmdm>

<zybmmc>中医病名名称</zybmmc>

<zyzhdm>中医证候代码</zyzhdm>

<zyzhmc>中医证候名称</zyzhmc>

<zzzfdm>治则治法代码</zzzfdm>

<zzzfmc>治则治法名称</zzzfmc>

<fjmc>方剂名称</fjmc>

<cfbmbz>处方保密标志</cfbmbz>

<gfbz>膏方标志</gfbz>

<yyffms>用药方法描述</yyffms>

<yyts>用药天数</yyts>

<cfts>处方帖（剂）数</cfts>

<mrts>每日帖（剂）数</mrts>

<jzffms>煎煮方法描述</jzffms>

<sypcms>使用频次描述</sypcms>

<ywsycjl>药物使用次剂量</ywsycjl>

<ywsyjldwdm>药物使用剂量单位代码</ywsyjldwdm>

<ywsyjldwmc>药物使用剂量单位名称</ywsyjldwmc>

<gysjms>给药时机描述</gysjms>

<yytjdm>用药途径代码</yytjdm>

<cfklrqsj>处方开立日期时间</cfklrqsj>

<cfklksbzdm>处方开立科室标准代码</cfklksbzdm>

<cfklksyynbmc>处方开立科室医院内部名称</cfklksyynbmc>

<cfje>处方金额</cfje>

<jyfyje>煎药费用金额</jyfyje>

<jyfsdm>煎药方式代码</jyfsdm>

<cfklyssfzjhm>处方开立医师身份证件号码</cfklyssfzjhm>

<cfklysgh>处方开立医师工号</cfklysgh>

<cfklysxm>处方开立医师姓名</cfklysxm>

<cfklyssqm>处方开立医师双签名</cfklyssqm>

```
    <cfshyjsxm>处方审核药剂师姓名</cfshyjsxm>
    <cftpyjsxm>处方调配药剂师姓名</cftpyjsxm>
    <cfhdyjsxm>处方核对药剂师姓名</cfhdyjsxm>
    <cffyyjsxm>处方发药药剂师姓名</cffyyjsxm>
    <cffyrqsj>处方发药日期时间</cffyrqsj>
    <cfbzxx>处方备注信息</cfbzxx>
    <cfhxztdm>处方核销状态代码</cfhxztdm>
    <hlwyycfbz>互联网医院处方标志</hlwyycfbz>
    <wpcfbz>外配处方标志</wpcfbz>
    <yxlzbz>允许流转标志</yxlzbz>
    <scbz>删除标志</scbz>
    <sjgxsj>数据更新时间</sjgxsj>
    <zymzcfmx>
        <cfmxbh>处方明细编号</cfmxbh>
        <ybxmdm>医保项目代码</ybxmdm>
        <zydm>中药代码</zydm>
        <zymc>中药名称</zymc>
        <scqymc>生产企业(或产地)名称</scqymc>
        <cylbdm>草药类别代码</cylbdm>
        <ypjxdm>药品剂型代码</ypjxdm>
        <yppj>药品品级</yppj>
        <dtsyl>单帖使用量</dtsyl>
        <dtsyldwdm>单帖使用量单位代码</dtsyldwdm>
        <dtsyldwmc>单帖使用量单位名称</dtsyldwmc>
        <zyjzf>中药煎煮法</zyjzf>
        <ypbzxx>药品备注信息</ypbzxx>
        <ypje>药品金额</ypje>
        <tybz>退药标志</tybz>
        <scbz>删除标志</scbz>
        <sjgxsj>数据更新时间</sjgxsj>
    </zymzcfmx>
</request_biz>
```

2. 响应消息示例

```
<response_biz>
    <cfbh>处方编号</cfbh>
    <load_time>存储时间</load_time>
</response_biz>
```

9.3.2　数据对账

1. 请求消息示例

```
<request_biz>
    <data_date>数据上传日期</data_date>
    <check_serial>对账流水号</check_serial>
    <index_amount>索引数量</index_amount>
    <batch_amount>批次数量</batch_amount>
    <batch_sequence>当前批次顺序号</batch_sequence>
    <batch_index_amount>当前批次索引数量</batch_index_amount>
    <batch_index_list>
        <index>
            <cfbh>处方编号</cfbh>
        </index>
        <index>
            <cfbh>处方编号</cfbh>
        </index>
    </batch_index_list>
</request_biz>
```

2. 响应消息示例

```
<response_biz>
    <check_serial>对账流水号</check_serial>
    <index_amount_receive>接收索引数量</index_amount_receive>
</response_biz>
```

9.3.3 数据对账结果通知

1. 请求消息示例

```
<request_biz>
    <data_date>数据上传日期</data_date>
    <check_serial>对账流水号</check_serial>
    <index_amount>索引数量</index_amount>
    <index_amount_miss>缺失索引数量</index_amount_miss>
    <batch_amount>批次数量</batch_amount>
    <batch_sequence>当前批次顺序号</batch_sequence>
    <batch_index_list>
        <index>
            <cfbh>处方编号</cfbh>
        </index>
        <index>
            <cfbh>处方编号</cfbh>
        </index>
    </batch_index_list>
</request_biz>
```

2. 响应消息示例

```
<response_biz>
    <receive_time>对账结果通知接收时间</receive_time>
</response_biz>
```

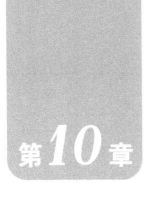

第10章　中医门诊处方煎配数据集

本章规定了中医门诊处方煎配数据传输的模板、消息架构的要求以及对消息内容的一系列约束。

本章适用于各级医疗卫生机构信息系统与区域健康信息平台之间的中医门诊处方煎配数据传输。

10.1 数据元属性

中医门诊处方煎配数据集分为中医门诊处方代煎子集、中医门诊处方代煎节点子集、代煎中药配送子集和代煎中药配送节点子集。

10.1.1 中医门诊处方代煎

中医门诊处方代煎子集的数据元属性如表10.1所示。

表 10.1　中医门诊处方代煎的数据元属性

数据元标识	数据元名称	非空约束	数据类型	表示格式	定义	允许值
tyshxydm	统一社会信用代码	M	S1	AN18	联合主键,外键,关联中医门诊处方。医疗卫生机构的18位统一社会信用代码	
yljgdm	医疗卫生机构代码	C	S1	AN..30	为患者提供诊疗服务的医疗卫生机构,经"医疗卫生机构执业许可证"登记的,并按照特定编码体系填写的22位代码	

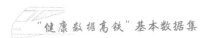

续表

数据元标识	数据元名称	非空约束	数据类型	表示格式	定义	允许值
yljgmc	医疗卫生机构名称	M	S1	AN..50	医疗卫生机构的组织机构名称。若有多个机构名称,必须填写第一名称	
yqdm	院区代码	M	S1	AN..10	联合主键,外键,关联中医门诊处方。医疗卫生机构院区的顺序号代码。无多院区可自定义代码,例如"01"。联合统一社会信用代码唯一标识一个机构	
yqmc	院区名称	C	S1	AN..50	医疗卫生机构院区的名称	
sfzjlbdm	身份证件类别代码	M	S3	N2	患者身份证件所属类别在特定编码体系中的代码	CV02.01.101
sfzjhm	身份证件号码	M	S1	AN..20	患者的身份证件上的唯一法定标识符	
cfbh	处方编号	M	S1	AN..50	联合主键,外键,关联中医门诊处方。按照某一特定编码规则赋予门(急)诊处方的顺序号	
djfsdm	代煎方式代码	M	S2	N1	代煎方式的代码。代煎方式分为医院代煎中心自行代煎和医院委托第三方企业代煎	1. 院内代煎 2. 委托代煎
djdwdm	代煎单位代码	M	S1	AN18	代煎单位的18位统一社会信用代码。若代煎方式是院内代煎,代煎单位同医疗卫生机构	
djdwmc	代煎单位名称	M	S1	AN..50	代煎单位的组织机构名称。若代煎方式是院内代煎,代煎单位同医疗卫生机构	
cfjsrqsj	处方接收日期时间	M	DT	DT14	代煎单位接收处方时的公元纪年日期和时间的完整描述。YYYYMMDDhhmmss格式	
scbz	删除标志	M	S2	N1	数据逻辑删除标志	0. 正常 1. 删除

10.1.2 中医门诊处方代煎节点

中医门诊处方代煎节点包括调配、复核、浸泡、煎煮、浓缩、打包等,各节点的填写注意事项:

——已调配:操作方式为自动时需填写"设备编号";

——已复核:需填写"复核重量""照片链接";

——已浸泡:操作方式为自动时需填写"设备编号";

——已先煎:需填写"设备编号";

——已开始煎煮:需填写"设备编号";

——已后下:需填写"设备编号";

——已结束煎煮:需填写"设备编号";

——已开始浓缩:需填写"汤剂体积""照片链接";

——已结束浓缩:需填写"汤剂体积""照片链接";

——已打包:需填写"设备编号""照片链接"。

中医门诊处方代煎节点子集的数据元属性如表 10.2 所示。

表 10.2 中医门诊处方代煎节点的数据元属性

数据元标识	数据元名称	非空约束	数据类型	表示格式	定义	允许值
tyshxydm	统一社会信用代码	M	S1	AN18	联合主键,外键,关联中医门诊处方代煎。医疗卫生机构的 18 位统一社会信用代码	
yljgdm	医疗卫生机构代码	C	S1	AN..30	为患者提供诊疗服务的医疗卫生机构,经"医疗卫生机构执业许可证"登记的,并按照特定编码体系填写的 22 位代码	
yljgmc	医疗卫生机构名称	M	S1	AN..50	医疗卫生机构的组织机构名称。若有多个机构名称,必须填写第一名称	
yqdm	院区代码	M	S1	AN..10	联合主键,外键,关联中医门诊处方代煎。医疗卫生机构院区的顺序号代码。无多院区可自定义代码,例如"01"。联合统一社会信用代码唯一标识一个机构	

续表

数据元标识	数据元名称	非空约束	数据类型	表示格式	定义	允许值
yqmc	院区名称	C	S1	AN..50	医疗卫生机构院区的名称	
cfbh	处方编号	M	S1	AN..50	联合主键,外键,关联中医门诊处方代煎。按照某一特定编码规则赋予门(急)诊处方的顺序号	
djjdxh	代煎节点序号	M	S1	AN..50	联合主键。根据自然递增的原则赋予每个代煎节点的顺序号。联合处方编号唯一标识一个代煎节点	
djjdbzbm	代煎节点标准编码	M	S3	N3	代煎节点的标准编码。代煎节点暂无标准编码的填写"999"	CVX—ZYDJJDDM
djjdmc	代煎节点名称	M	S1	AN..20	代煎节点的名称。代煎节点暂无标准编码的填写系统内部名称	
czfsdm	操作方式代码	M	S2	N1	代煎节点操作方式的代码。操作方式分为人工操作和自动操作	1.人工 2.自动
sbbh	设备编号	C	S1	AN..50	按照某一特定编码规则赋予煎药设备的顺序号	
fhzl	复核重量	C	N	N..10,2	复核后的药品净重总量。单位为克(g)	
tjtj	汤剂体积	C	N	N..10,2	煎煮后的汤剂体积。例如浓缩前和浓缩后的汤剂体积,单位为毫升(mL)	
zplj	照片链接	C	S1	AN..2000	复核、浓缩、打包等代煎节点操作完成时的照片的URL地址。照片文件需自行存储,且可以通过互联网环境访问	有多个数据时以"|"分隔
djjdbzxx	代煎节点备注信息	O	S1	AN..200	对代煎节点的重要提示和补充说明	
czzsfzjhm	操作者身份证件号码	O	S1	AN..20	代煎节点操作者的身份证件上的唯一法定标识符	

数据元标识	数据元名称	非空约束	数据类型	表示格式	定义	允许值
czzxm	操作者姓名	M	S1	AN..50	代煎节点操作者在公安户籍管理部门正式登记注册的姓氏和名称	
czrqsj	操作日期时间	M	DT	DT14	代煎节点操作完成时的公元纪年日期和时间的完整描述。YYYYMMDDhhmmss 格式	
scbz	删除标志	M	S2	N1	数据逻辑删除标志	0.正常 1.删除

10.1.3 代煎中药配送

代煎中药配送子集的数据元属性如表 10.3 所示。

表 10.3 代煎中药配送的数据元属性

数据元标识	数据元名称	非空约束	数据类型	表示格式	定义	允许值
tyshxydm	统一社会信用代码	M	S1	AN18	联合主键,外键,关联中医门诊处方。医疗卫生机构的18位统一社会信用代码	
yljgdm	医疗卫生机构代码	C	S1	AN..30	为患者提供诊疗服务的医疗卫生机构,经"医疗卫生机构执业许可证"登记的,并按照特定编码体系填写的 22 位代码	
yljgmc	医疗卫生机构名称	M	S1	AN..50	医疗卫生机构的组织机构名称。若有多个机构名称,必须填写第一名称	
yqdm	院区代码	M	S1	AN..10	联合主键,外键,关联中医门诊处方。医疗卫生机构院区的顺序号代码。无多院区可自定义代码,例如"01"。联合统一社会信用代码唯一标识一个机构	

续表

数据元标识	数据元名称	非空约束	数据类型	表示格式	定义	允许值
yqmc	院区名称	C	S1	AN..50	医疗卫生机构院区的名称	
sfzjlbdm	身份证件类别代码	M	S3	N2	患者身份证件所属类别在特定编码体系中的代码	CV02.01.101
sfzjhm	身份证件号码	M	S1	AN..20	患者的身份证件上的唯一法定标识符	
cfbh	处方编号	M	S1	AN..50	联合主键,外键,关联中医门诊处方。按照某一特定编码规则赋予门(急)诊处方的顺序号	
psddh	配送订单号	M	S1	AN..50	联合主键。按照某一特定编码规则赋予代煎中药配送订单的顺序号	
psfsmc	配送方式名称	M	S1	AN..20	配送方式的名称。例如"顺丰快递""邮政快递"等	
sjzxm	收件者姓名	M	S1	AN..50	配送订单中的收件者姓名	
sjzdhhm	收件者电话号码	M	S1	AN..50	配送订单中的收件者电话号码	
xzqhdm	收件地址—行政区划代码	M	S3	N6	配送订单中的收件地址中的县(区)的6位行政区划代码	
sjdz	收件地址—详细地址	M	S1	AN..200	配送订单中的收件地址的描述	
yjsdrqsj	预计送达日期时间	O	DT	DT14	配送订单预计送达的公元纪年日期和时间的完整描述。YYYYMMDDhhmmss格式	
ddcjrqsj	订单创建日期时间	M	DT	DT14	配送订单创建时的公元纪年日期和时间的完整描述。YYYYMMDDhhmmss格式	
scbz	删除标志	M	S2	N1	数据逻辑删除标志	0.正常 1.删除
sjgxsj	数据更新时间	M	DT	DT14	配送订单数据更新时间。YYYYMMDDhhmmss格式	

10.1.4 代煎中药配送节点

代煎中药配送节点子集的数据元属性如表 10.4 所示。

表 10.4 代煎中药配送节点的数据元属性

数据元标识	数据元名称	非空约束	数据类型	表示格式	定义	允许值
tyshxydm	统一社会信用代码	M	S1	AN18	联合主键。外键,关联代煎中药配送。医疗卫生机构的 18 位统一社会信用代码	
yljgdm	医疗卫生机构代码	C	S1	AN..30	为患者提供诊疗服务的医疗卫生机构,经"医疗卫生机构执业许可证"登记的,并按照特定编码体系填写的 22 位代码	
yljgmc	医疗卫生机构名称	M	S1	AN..50	医疗卫生机构的组织机构名称。若有多个机构名称,必须填写第一名称	
yqdm	院区代码	M	S1	AN..10	联合主键,外键,关联代煎中药配送。医疗卫生机构院区的顺序号代码。无多院区可自定义代码,例如"01"。联合统一社会信用代码唯一标识一个机构	
yqmc	院区名称	C	S1	AN..50	医疗卫生机构院区的名称	
psddh	配送订单号	M	S1	AN..50	联合主键,外键,关联代煎中药配送。按照某一特定编码规则赋予代煎中药配送订单的顺序号	
psjdxh	配送节点序号	M	S1	AN..50	联合主键。根据自然递增的原则赋予每个配送节点的顺序号。联合配送订单号唯一标识一个配送节点	
psjdmc	配送节点名称	M	S1	AN..20	配送节点的名称。例如"运输中""派送中"等	
psjdms	配送节点描述	O	S1	AN..200	配送节点的详细描述	

续表

数据元标识	数据元名称	非空约束	数据类型	表示格式	定义	允许值
pszxm	配送者姓名	O	S1	AN..50	配送信息中的配送者姓名	
pszdhhm	配送者电话号码	O	S1	AN..50	配送信息中的配送者电话号码	
jdgxrqsj	节点更新日期时间	M	DT	DT14	配送信息产生时的公元纪年日期和时间的完整描述。YYYYMMDDhhmmss 格式	
scbz	删除标志	M	S2	N1	数据逻辑删除标志	0.正常 1.删除

10.2 消息元素属性

中医门诊处方煎配数据集分为中医门诊处方代煎子集、中医门诊处方代煎节点子集、代煎中药配送子集和代煎中药配送节点子集。

10.2.1 中医门诊处方代煎

中医门诊处方代煎子集的消息元素属性分为数据上传和更新、数据对账、数据对账结果通知,具体如下。

1. 数据上传和更新

(1)请求消息

中医门诊处方代煎数据上传和更新的请求消息模型符合中医门诊处方代煎数据元属性的定义。消息的元素属性如表 10.5 所示。

表 10.5 中医门诊处方代煎数据上传和更新的请求消息元素属性

元素路径	基数	约束	数据类型	元素说明
request_biz	1..1	M	Any	请求业务参数体
request_biz/tyshxydm	1..1	M	String	统一社会信用代码
request_biz/yljgdm	0..1	C	String	医疗卫生机构代码
request_biz/yljgmc	1..1	M	String	医疗卫生机构名称
request_biz/yqdm	1..1	M	String	院区代码

元素路径	基数	约束	数据类型	元素说明
request_biz/yqmc	0..1	C	String	院区名称
request_biz/sfzjlbdm	1..1	M	String	身份证件类别代码
request_biz/sfzjhm	1..1	M	String	身份证件号码
request_biz/cfbh	1..1	M	String	处方编号
request_biz/djfsdm	1..1	M	String	代煎方式代码
request_biz/djdwdm	1..1	M	String	代煎单位代码
request_biz/djdwmc	1..1	M	String	代煎单位名称
request_biz/cfjsrqsj	1..1	M	DateTime	处方接收日期时间
request_biz/scbz	1..1	M	String	删除标志

（2）响应消息

中医门诊处方代煎数据上传和更新的响应消息元素属性如表 10.6 所示。

表 10.6　中医门诊处方代煎数据上传和更新的响应消息元素属性

元素路径	基数	约束	数据类型	元素说明
response_biz	1..1	M	Any	响应业务参数体
response_biz/cfbh	1..1	M	String	处方编号
response_biz/load_time	1..1	M	DateTime	存储时间。表示格式 DT14，YYYYMMDDhhmmss 格式

2. 数据对账

（1）请求消息

中医门诊处方代煎数据对账的请求消息元素属性如表 10.7 所示。

表 10.7　中医门诊处方代煎数据对账的请求消息元素属性

元素路径	基数	约束	数据类型	元素说明
request_biz	1..1	M	Any	请求业务参数体
request_biz/data_date	1..1	M	Date	数据上传日期。发起对账时的前一天，表示格式 D8，YYYYMMDD 格式
request_biz/check_serial	1..1	M	String	对账流水号。一次对账分多个批次请求时，每次请求的对账流水号相同

续表

元素路径	基数	约束	数据类型	元素说明
request_biz/index_amount	1..1	M	Number	索引数量。发起对账时的前一天应上传的数据数量
request_biz/batch_amount	1..1	M	Number	批次数量。索引数量超过 10000 时需分为多个批次上,例如索引数量为 25000 时,批次数量应不小于 3
request_biz/batch_sequence	1..1	M	Number	当前批次顺序号。从 1 开始,最大不超过批次数量
request _ biz/batch _ index _amount	1..1	M	Number	当前批次索引数量。不超过 10000
request_biz/batch_index_list	1..1	M	List	当前批次索引列表
request _ biz/batch _ index _ list/index	1.. *	M	Any	索引参数体
request_biz/batch_index_list/ index/cfbh	1..1	M	String	处方编号

(2)响应消息

中医门诊处方代煎数据对账的响应消息元素属性如表 10.8 所示。

表 10.8 中医门诊处方代煎数据对账的响应消息元素属性

元素路径	基数	约束	数据类型	元素说明
response_biz	1..1	M	Any	响应业务参数体
response_biz/check_serial	1..1	M	String	对账流水号
response _ biz/index _ amount _receive	1..1	M	Number	接收索引数量

3. 数据对账结果通知

(1)请求消息

中医门诊处方代煎数据对账结果通知的请求消息元素属性如表 10.9 所示。

表 10.9　中医门诊处方代煎数据对账结果通知的请求消息元素属性

元素路径	基数	约束	数据类型	元素说明
request_biz	1..1	M	Any	请求业务参数体
request_biz/data_date	1..1	M	Date	数据上传日期。发起对账时的前一天，表示格式 D8，YYYYMMDD 格式
request_biz/check_serial	1..1	M	String	对账流水号。同对账索引上传时的对账流水号。一次对账结果分多个批次请求时，每次请求的对账流水号相同
request_biz/index_amount	1..1	M	Number	索引数量。发起对账时的前一天应上传的数据数量
request _ biz/index _ amount _miss	1..1	M	Number	缺失索引数量
request_biz/batch_amount	1..1	M	Number	批次数量。缺失索引数量超过 10000 时需分为多个批次通知，例如缺失索引数量为 25000 时，批次数量应不小于 3
request_biz/batch_sequence	1..1	M	Number	当前批次顺序号。从 1 开始，最大不超过批次数量
request_biz/batch_index_list	1..1	M	List	当前批次缺失索引列表
request _ biz/batch _ index _ list/index	1.. *	M	Any	索引参数体
request_biz/batch_index_list/index/cfbh	1..1	M	String	处方编号

（2）响应消息

中医门诊处方代煎数据对账结果通知的响应消息元素属性如表 10.10 所示。

表 10.10　中医门诊处方代煎数据对账结果通知的响应消息元素属性

元素路径	基数	约束	数据类型	元素说明
response_biz	1..1	M	Any	响应业务参数体
response_biz/receive_time	1..1	M	String	对账结果通知接收时间。表示格式 DT14，YYYYMMDDhhmmss 格式

10.2.2　中医门诊处方代煎节点

中医门诊处方代煎节点子集的消息元素属性分为数据上传和更新、数据对账、数据对账结果通知,具体如下。

1. 数据上传和更新

(1)请求消息

中医门诊处方代煎节点数据上传和更新的请求消息模型符合中医门诊处方代煎节点数据元属性的定义。消息的元素属性如表 10.11 所示。

表 10.11　中医门诊处方代煎节点数据上传和更新的请求消息元素属性

元素路径	基数	约束	数据类型	元素说明
request_biz	1..1	M	Any	请求业务参数体
request_biz/tyshxydm	1..1	M	String	统一社会信用代码
request_biz/yljgdm	0..1	C	String	医疗卫生机构代码
request_biz/yljgmc	1..1	M	String	医疗卫生机构名称
request_biz/yqdm	1..1	M	String	院区代码
request_biz/yqmc	0..1	C	String	院区名称
request_biz/cfbh	1..1	M	String	处方编号
request_biz/djjdxh	1..1	M	String	代煎节点序号
request_biz/djjdbzbm	1..1	M	String	代煎节点标准编码
request_biz/djjdmc	1..1	M	String	代煎节点名称
request_biz/czfsdm	1..1	M	String	操作方式代码
request_biz/sbbh	0..1	C	String	设备编号
request_biz/fhzl	0..1	C	Number	复核重量
request_biz/tjtj	0..1	C	Number	汤剂体积
request_biz/zplj	0..1	C	String	照片链接
request_biz/djjdbzxx	0..1	O	String	代煎节点备注信息
request_biz/czzsfzjhm	0..1	O	String	操作者身份证件号码
request_biz/czzxm	1..1	M	String	操作者姓名
request_biz/czrqsj	1..1	M	DateTime	操作日期时间
request_biz/scbz	1..1	M	String	删除标志

146

（2）响应消息

中医门诊处方代煎节点数据上传和更新的响应消息元素属性如表 10.12 所示。

表 10.12　中医门诊处方代煎节点数据上传和更新的响应消息元素属性

元素路径	基数	约束	数据类型	元素说明
response_biz	1..1	M	Any	响应业务参数体
response_biz/cfbh	1..1	M	String	处方编号
response_biz/djjdxh	1..1	M	String	代煎节点序号
response_biz/load_time	1..1	M	DateTime	存储时间。表示格式 DT14，YYYYMMDDhhmmss 格式

2. 数据对账

（1）请求消息

中医门诊处方代煎节点数据对账的请求消息元素属性如表 10.13 所示。

表 10.13　中医门诊处方代煎节点数据对账的请求消息元素属性

元素路径	基数	约束	数据类型	元素说明
request_biz	1..1	M	Any	请求业务参数体
request_biz/data_date	1..1	M	Date	数据上传日期。发起对账时的前一天，表示格式 D8，YYYYMMDD 格式
request_biz/check_serial	1..1	M	String	对账流水号。一次对账分多个批次请求时，每次请求的对账流水号相同
request_biz/index_amount	1..1	M	Number	索引数量。发起对账时的前一天应上传的数据数量
request_biz/batch_amount	1..1	M	Number	批次数量。索引数量超过 10000 时需分为多个批次上，例如索引数量为 25000 时，批次数量应不小于 3
request_biz/batch_sequence	1..1	M	Number	当前批次顺序号。从 1 开始，最大不超过批次数量
request_biz/batch_index_amount	1..1	M	Number	当前批次索引数量。不超过 10000
request_biz/batch_index_list	1..1	M	List	当前批次索引列表
request_biz/batch_index_list/index	1..*	M	Any	索引参数体

续表

元素路径	基数	约束	数据类型	元素说明
request_biz/batch_index_list/index/cfbh	1..1	M	String	处方编号
request_biz/batch_index_list/index/djjdxh	1..1	M	String	代煎节点序号

（2）响应消息

中医门诊处方代煎节点数据对账的响应消息元素属性如表 10.14 所示。

表 10.14　中医门诊处方代煎节点数据对账的响应消息元素属性

元素路径	基数	约束	数据类型	元素说明
response_biz	1..1	M	Any	响应业务参数体
response_biz/check_serial	1..1	M	String	对账流水号
response _ biz/index _ amount _receive	1..1	M	Number	接收索引数量

3. 数据对账结果通知

（1）请求消息

中医门诊处方代煎节点数据对账结果通知的请求消息元素属性如表 10.15 所示。

表 10.15　中医门诊处方代煎节点数据对账结果通知的请求消息元素属性

元素路径	基数	约束	数据类型	元素说明
request_biz	1..1	M	Any	请求业务参数体
request_biz/data_date	1..1	M	Date	数据上传日期。发起对账时的前一天，表示格式 D8，YYYYMMDD 格式
request_biz/check_serial	1..1	M	String	对账流水号。同对账索引上传时的对账流水号。一次对账结果分多个批次请求时，每次请求的对账流水号相同
request_biz/index_amount	1..1	M	Number	索引数量。发起对账时的前一天应上传的数据数量

续表

元素路径	基数	约束	数据类型	元素说明
request _ biz/index _ amount _miss	1..1	M	Number	缺失索引数量
request_biz/batch_amount	1..1	M	Number	批次数量。缺失索引数量超过 10000 时需分为多个批次通知,例如缺失索引数量为 25000 时,批次数量应不小于 3
request_biz/batch_sequence	1..1	M	Number	当前批次顺序号。从 1 开始,最大不超过批次次数量
request_biz/batch_index_list	1..1	M	List	当前批次缺失索引列表
request _ biz/batch _ index _ list/index	1.. *	M	Any	索引参数体
request_biz/batch_index_list/ index/cfbh	1..1	M	String	处方编号
request_biz/batch_index_list/ index/djjdxh	1..1	M	String	代煎节点序号

（2）响应消息

中医门诊处方代煎节点数据对账结果通知的响应消息元素属性如表 10.16 所示。

表 10.16　中医门诊处方代煎节点数据对账结果通知的响应消息元素属性

元素路径	基数	约束	数据类型	元素说明
response_biz	1..1	M	Any	响应业务参数体
response_biz/receive_time	1..1	M	String	对账结果通知接收时间。表示格式 DT14,YYYYMMDDhhmmss 格式

10.2.3　代煎中药配送

代煎中药配送子集的消息元素属性分为数据上传和更新、数据对账、数据对账结果通知,具体如下。

1. 数据上传和更新

（1）请求消息

代煎中药配送数据上传和更新的请求消息模型符合代煎中药配送数据元属性

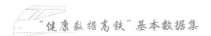

的定义。消息的元素属性如表 10.17 所示。

表 10.17　代煎中药配送数据上传和更新的请求消息元素属性

元素路径	基数	约束	数据类型	元素说明
request_biz	1..1	M	Any	请求业务参数体
request_biz/tyshxydm	1..1	M	String	统一社会信用代码
request_biz/yljgdm	0..1	C	String	医疗卫生机构代码
request_biz/yljgmc	1..1	M	String	医疗卫生机构名称
request_biz/yqdm	1..1	M	String	院区代码
request_biz/yqmc	0..1	C	String	院区名称
request_biz/sfzjlbdm	1..1	M	String	身份证件类别代码
request_biz/sfzjhm	1..1	M	String	身份证件号码
request_biz/cfbh	1..1	M	String	处方编号
request_biz/psddh	1..1	M	String	配送订单号
request_biz/psfsmc	1..1	M	String	配送方式名称
request_biz/sjzxm	1..1	M	String	收件者姓名
request_biz/sjzdhhm	1..1	M	String	收件者电话号码
request_biz/xzqhdm	1..1	M	String	收件地址—行政区划代码
request_biz/sjdz	1..1	M	String	收件地址—详细地址
request_biz/yjsdrqsj	0..1	O	DateTime	预计送达日期时间
request_biz/ddcjrqsj	1..1	M	DateTime	订单创建日期时间
request_biz/scbz	1..1	M	String	删除标志
request_biz/sjgxsj	1..1	M	DateTime	数据更新时间

（2）响应消息

代煎中药配送数据上传和更新的响应消息元素属性如表 10.18 所示。

表 10.18　代煎中药配送数据上传和更新的响应消息元素属性

元素路径	基数	约束	数据类型	元素说明
response_biz	1..1	M	Any	响应业务参数体
response_biz/cfbh	1..1	M	String	处方编号
response_biz/psddh	1..1	M	String	配送订单号
response_biz/load_time	1..1	M	DateTime	存储时间。表示格式 DT14，YYYYMMDDhhmmss 格式

2. 数据对账

（1）请求消息

代煎中药配送数据对账的请求消息元素属性如表 10.19 所示。

表 10.19　代煎中药配送数据对账的请求消息元素属性

元素路径	基数	约束	数据类型	元素说明
request_biz	1..1	M	Any	请求业务参数体
request_biz/data_date	1..1	M	Date	数据上传日期。发起对账时的前一天，表示格式 D8，YYYYMMDD 格式
request_biz/check_serial	1..1	M	String	对账流水号。一次对账分多个批次请求时，每次请求的对账流水号相同
request_biz/index_amount	1..1	M	Number	索引数量。发起对账时的前一天应上传的数据数量
request_biz/batch_amount	1..1	M	Number	批次数量。索引数量超过 10000 时需分为多个批次上，例如索引数量为 25000 时，批次数量应不小于 3
request_biz/batch_sequence	1..1	M	Number	当前批次顺序号。从 1 开始，最大不超过批次数量
request _ biz/batch _ index _amount	1..1	M	Number	当前批次索引数量。不超过 10000
request_biz/batch_index_list	1..1	M	List	当前批次索引列表
request _ biz/batch _ index _ list/index	1.. *	M	Any	索引参数体
request_biz/batch_index_list/index/cfbh	1..1	M	String	处方编号
request_biz/batch_index_list/index/psddh	1..1	M	String	配送订单号

（2）响应消息

代煎中药配送数据对账的响应消息元素属性如表 10.20 所示。

表 10.20　代煎中药配送数据对账的响应消息元素属性

元素路径	基数	约束	数据类型	元素说明
response_biz	1..1	M	Any	响应业务参数体
response_biz/check_serial	1..1	M	String	对账流水号
response_biz/index_amount_receive	1..1	M	Number	接收索引数量

3. 数据对账结果通知

（1）请求消息

代煎中药配送数据对账结果通知的请求消息元素属性如表 10.21 所示。

表 10.21　代煎中药配送数据对账结果通知的请求消息元素属性

元素路径	基数	约束	数据类型	元素说明
request_biz	1..1	M	Any	请求业务参数体
request_biz/data_date	1..1	M	Date	数据上传日期。发起对账时的前一天，表示格式 D8，YYYYMMDD 格式
request_biz/check_serial	1..1	M	String	对账流水号。同对账索引上传时的对账流水号。一次对账结果分多个批次请求时，每次请求的对账流水号相同
request_biz/index_amount	1..1	M	Number	索引数量。发起对账时的前一天应上传的数据数量
request_biz/index_amount_miss	1..1	M	Number	缺失索引数量
request_biz/batch_amount	1..1	M	Number	批次数量。缺失索引数量超过 10000 时需分为多个批次通知，例如缺失索引数量为 25000 时，批次数量应不小于 3
request_biz/batch_sequence	1..1	M	Number	当前批次顺序号。从 1 开始，最大不超过批次数量
request_biz/batch_index_list	1..1	M	List	当前批次缺失索引列表
request_biz/batch_index_list/index	1..*	M	Any	索引参数体

元素路径	基数	约束	数据类型	元素说明
request_biz/batch_index_list/index/cfbh	1..1	M	String	处方编号
request_biz/batch_index_list/index/psddh	1..1	M	String	配送订单号

（2）响应消息

代煎中药配送数据对账结果通知的响应消息元素属性如表 10.22 所示。

表 10.22　代煎中药配送数据对账结果通知的响应消息元素属性

元素路径	基数	约束	数据类型	元素说明
response_biz	1..1	M	Any	响应业务参数体
response_biz/receive_time	1..1	M	String	对账结果通知接收时间。表示格式 DT14，YYYYMMDDhhmmss 格式

10.2.4　代煎中药配送节点

代煎中药配送节点子集的消息元素属性分为数据上传和更新、数据对账、数据对账结果通知，具体如下。

1. 数据上传和更新

（1）请求消息

代煎中药配送节点数据上传和更新的请求消息模型符合代煎中药配送节点数据元属性的定义。消息的元素属性如表 10.23 所示。

表 10.23　代煎中药配送节点数据上传和更新的请求消息元素属性

元素路径	基数	约束	数据类型	元素说明
request_biz	1..1	M	Any	请求业务参数体
request_biz/tyshxydm	1..1	M	String	统一社会信用代码
request_biz/yljgdm	0..1	C	String	医疗卫生机构代码
request_biz/yljgmc	1..1	M	String	医疗卫生机构名称
request_biz/yqdm	1..1	M	String	院区代码
request_biz/yqmc	0..1	C	String	院区名称
request_biz/psddh	1..1	M	String	配送订单号

续表

元素路径	基数	约束	数据类型	元素说明
request_biz/psjdxh	1..1	M	String	配送节点序号
request_biz/psjdmc	1..1	M	String	配送节点名称
request_biz/psjdms	0..1	O	String	配送节点描述
request_biz/pszxm	0..1	O	String	配送者姓名
request_biz/pszdhhm	0..1	O	String	配送者电话号码
request_biz/jdgxrqsj	1..1	M	DateTime	节点更新日期时间
request_biz/scbz	1..1	M	String	删除标志

（2）响应消息

代煎中药配送节点数据上传和更新的响应消息元素属性如表10.24所示。

表10.24　代煎中药配送节点数据上传和更新的响应消息元素属性

元素路径	基数	约束	数据类型	元素说明
response_biz	1..1	M	Any	响应业务参数体
response_biz/psddh	1..1	M	String	配送订单号
response_biz/psjdxh	1..1	M	String	配送节点序号
response_biz/load_time	1..1	M	DateTime	存储时间。表示格式DT14，YYYYMMDDhhmmss格式

2. 数据对账

（1）请求消息

代煎中药配送节点数据对账的请求消息元素属性如表10.25所示。

表10.25　代煎中药配送节点数据对账的请求消息元素属性

元素路径	基数	约束	数据类型	元素说明
request_biz	1..1	M	Any	请求业务参数体
request_biz/data_date	1..1	M	Date	数据上传日期。发起对账时的前一天，表示格式D8，YYYYMMDD格式
request_biz/check_serial	1..1	M	String	对账流水号。一次对账分多个批次请求时，每次请求的对账流水号相同

元素路径	基数	约束	数据类型	元素说明
request_biz/index_amount	1..1	M	Number	索引数量。发起对账时的前一天应上传的数据数量
request_biz/batch_amount	1..1	M	Number	批次数量。索引数量超过 10000 时需分为多个批次上,例如索引数量为 25000 时,批次数量应不小于 3
request_biz/batch_sequence	1..1	M	Number	当前批次顺序号。从 1 开始,最大不超过批次数量
request _ biz/batch _ index _amount	1..1	M	Number	当前批次索引数量。不超过 10000
request_biz/batch_index_list	1..1	M	List	当前批次索引列表
request _ biz/batch _ index _ list/index	1.. *	M	Any	索引参数体
request_biz/batch_index_list/index/psddh	1..1	M	String	配送订单号
request_biz/batch_index_list/index/psjdxh	1..1	M	String	配送节点序号

（2）响应消息

代煎中药配送节点数据对账的响应消息元素属性如表 10.26 所示。

表 10.26　代煎中药配送节点数据对账的响应消息元素属性

元素路径	基数	约束	数据类型	元素说明
response_biz	1..1	M	Any	响应业务参数体
response_biz/check_serial	1..1	M	String	对账流水号
response _ biz/index _ amount _receive	1..1	M	Number	接收索引数量

3.数据对账结果通知

（1）请求消息

代煎中药配送节点数据对账结果通知的请求消息元素属性如表 10.27 所示。

表 10.27　代煎中药配送节点数据对账结果通知的请求消息元素属性

元素路径	基数	约束	数据类型	元素说明
request_biz	1..1	M	Any	请求业务参数体
request_biz/data_date	1..1	M	Date	数据上传日期。发起对账时的前一天，表示格式 D8，YYYYMMDD 格式
request_biz/check_serial	1..1	M	String	对账流水号。同对账索引上传时的对账流水号。一次对账结果分多个批次请求时，每次请求的对账流水号相同
request_biz/index_amount	1..1	M	Number	索引数量。发起对账时的前一天应上传的数据数量
request_biz/index_amount_miss	1..1	M	Number	缺失索引数量
request_biz/batch_amount	1..1	M	Number	批次数量。缺失索引数量超过 10000 时需分为多个批次通知，例如缺失索引数量为 25000 时，批次数量应不小于 3
request_biz/batch_sequence	1..1	M	Number	当前批次顺序号。从 1 开始，最大不超过批次数量
request_biz/batch_index_list	1..1	M	List	当前批次缺失索引列表
request_biz/batch_index_list/index	1..*	M	Any	索引参数体
request_biz/batch_index_list/index/psddh	1..1	M	String	配送订单号
request_biz/batch_index_list/index/psjdxh	1..1	M	String	配送节点序号

（2）响应消息

代煎中药配送节点数据对账结果通知的响应消息元素属性如表 10.28 所示。

表 10.28　代煎中药配送节点数据对账结果通知的响应消息元素属性

元素路径	基数	约束	数据类型	元素说明
response_biz	1..1	M	Any	响应业务参数体
response_biz/receive_time	1..1	M	String	对账结果通知接收时间。表示格式 DT14，YYYYMMDDhhmmss 格式

10.3 消息示例

本节描述的消息示例为加密前的原始明文,非传输时接口接收和应答的报文示例。

——发送请求时应使用约定的加密算法和密钥对明文消息进行加密,得到加密报文。

——接收应答时应使用约定的加密算法和密钥对加密报文进行解密,得到明文消息。

10.3.1 中医门诊处方代煎

1. 数据上传和更新

(1) 请求消息示例

```
<request_biz>
    <tyshxydm>统一社会信用代码</tyshxydm>
    <yljgdm>医疗卫生机构代码</yljgdm>
    <yljgmc>医疗卫生机构名称</yljgmc>
    <yqdm>院区代码</yqdm>
    <yqmc>院区名称</yqmc>
    <sfzjlbdm>身份证件类别代码</sfzjlbdm>
    <sfzjhm>身份证件号码</sfzjhm>
    <cfbh>处方编号</cfbh>
    <djfsdm>代煎方式代码</djfsdm>
    <djdwdm>代煎单位代码</djdwdm>
    <djdwmc>代煎单位名称</djdwmc>
    <cfjsrqsj>处方接收日期时间</cfjsrqsj>
    <scbz>删除标志</scbz>
</request_biz>
```

（2）响应消息示例

```
<response_biz>
    <cfbh>处方编号</cfbh>
    <load_time>存储时间</load_time>
</response_biz>
```

2. 数据对账

（1）请求消息示例

```
<request_biz>
    <data_date>数据上传日期</data_date>
    <check_serial>对账流水号</check_serial>
    <index_amount>索引数量</index_amount>
    <batch_amount>批次数量</batch_amount>
    <batch_sequence>当前批次顺序号</batch_sequence>
    <batch_index_amount>当前批次索引数量</batch_index_amount>
    <batch_index_list>
        <index>
            <cfbh>处方编号</cfbh>
        </index>
        <index>
            <cfbh>处方编号</cfbh>
        </index>
    </batch_index_list>
</request_biz>
```

（2）响应消息示例

```
<response_biz>
    <check_serial>对账流水号</check_serial>
    <index_amount_receive>接收索引数量</index_amount_receive>
</response_biz>
```

3. 数据对账结果通知

（1）请求消息示例

```
<request_biz>
    <data_date>数据上传日期</data_date>
    <check_serial>对账流水号</check_serial>
    <index_amount>索引数量</index_amount>
    <index_amount_miss>缺失索引数量</index_amount_miss>
    <batch_amount>批次数量</batch_amount>
    <batch_sequence>当前批次顺序号</batch_sequence>
    <batch_index_list>
        <index>
            <cfbh>处方编号</cfbh>
        </index>
        <index>
            <cfbh>处方编号</cfbh>
        </index>
    </batch_index_list>
</request_biz>
```

（2）响应消息示例

```
<response_biz>
    <receive_time>对账结果通知接收时间</receive_time>
</response_biz>
```

10.3.2 中医门诊处方代煎节点

1. 数据上传和更新

（1）请求消息示例

```
<request_biz>
    <tyshxydm>统一社会信用代码</tyshxydm>
    <yljgdm>医疗卫生机构代码</yljgdm>
    <yljgmc>医疗卫生机构名称</yljgmc>
    <yqdm>院区代码</yqdm>
    <yqmc>院区名称</yqmc>
```

```
    <cfbh>处方编号</cfbh>
    <djjdxh>代煎节点序号</djjdxh>
    <djjdbzbm>代煎节点标准编码</djjdbzbm>
    <djjdmc>代煎节点名称</djjdmc>
    <czfsdm>操作方式代码</czfsdm>
    <sbbh>设备编号</sbbh>
    <fhzl>复核重量</fhzl>
    <tjtj>汤剂体积</tjtj>
    <zplj>照片链接</zplj>
    <djjdbzxx>代煎节点备注信息</djjdbzxx>
    <czzsfzjhm>操作者身份证件号码</czzsfzjhm>
    <czzxm>操作者姓名</czzxm>
    <czrqsj>操作日期时间</czrqsj>
    <scbz>删除标志</scbz>
</request_biz>
```

（2）响应消息示例

```
<response_biz>
    <cfbh>处方编号</cfbh>
    <djjdxh>代煎节点序号</djjdxh>
    <load_time>存储时间</load_time>
</response_biz>
```

2. 数据对账

（1）请求消息示例

```
<request_biz>
    <data_date>数据上传日期</data_date>
    <check_serial>对账流水号</check_serial>
    <index_amount>索引数量</index_amount>
    <batch_amount>批次数量</batch_amount>
    <batch_sequence>当前批次顺序号</batch_sequence>
    <batch_index_amount>当前批次索引数量</batch_index_amount>
    <batch_index_list>
        <index>
```

```
            <cfbh>处方编号</cfbh>
            <djjdxh>代煎节点序号</djjdxh>
        </index>
        <index>
            <cfbh>处方编号</cfbh>
            <djjdxh>代煎节点序号</djjdxh>
        </index>
    </batch_index_list>
</request_biz>
```

（2）响应消息示例

```
<response_biz>
    <check_serial>对账流水号</check_serial>
    <index_amount_receive>接收索引数量</index_amount_receive>
</response_biz>
```

3. 数据对账结果通知

（1）请求消息示例

```
<request_biz>
    <data_date>数据上传日期</data_date>
    <check_serial>对账流水号</check_serial>
    <index_amount>索引数量</index_amount>
    <index_amount_miss>缺失索引数量</index_amount_miss>
    <batch_amount>批次数量</batch_amount>
    <batch_sequence>当前批次顺序号</batch_sequence>
    <batch_index_list>
        <index>
            <cfbh>处方编号</cfbh>
            <djjdxh>代煎节点序号</djjdxh>
        </index>
        <index>
            <cfbh>处方编号</cfbh>
            <djjdxh>代煎节点序号</djjdxh>
        </index>
    </batch_index_list>
</request_biz>
```

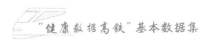

（2）响应消息示例

```
<response_biz>
    <receive_time>对账结果通知接收时间</receive_time>
</response_biz>
```

10.3.3　代煎中药配送

1. 数据上传和更新

（1）请求消息示例

```
<request_biz>
    <tyshxydm>统一社会信用代码</tyshxydm>
    <yljgdm>医疗卫生机构代码</yljgdm>
    <yljgmc>医疗卫生机构名称</yljgmc>
    <yqdm>院区代码</yqdm>
    <yqmc>院区名称</yqmc>
    <sfzjlbdm>身份证件类别代码</sfzjlbdm>
    <sfzjhm>身份证件号码</sfzjhm>
    <cfbh>处方编号</cfbh>
    <psddh>配送订单号</psddh>
    <psfsmc>配送方式名称</psfsmc>
    <sjzxm>收件者姓名</sjzxm>
    <sjdhhm>收件者电话号码</sjdhhm>
    <xzqhdm>收件地址－行政区划代码</xzqhdm>
    <sjdz>收件地址－详细地址</sjdz>
    <yjsdrqsj>预计送达日期时间</yjsdrqsj>
    <ddcjrqsj>订单创建日期时间</ddcjrqsj>
    <scbz>删除标志</scbz>
    <sjgxsj>数据更新时间</sjgxsj>
</request_biz>
```

（2）响应消息示例

```
<response_biz>
    <cfbh>处方编号</cfbh>
    <psddh>配送订单号</psddh>
    <load_time>存储时间</load_time>
</response_biz>
```

2. 数据对账

（1）请求消息示例

```
<request_biz>
    <data_date>数据上传日期</data_date>
    <check_serial>对账流水号</check_serial>
    <index_amount>索引数量</index_amount>
    <batch_amount>批次数量</batch_amount>
    <batch_sequence>当前批次顺序号</batch_sequence>
    <batch_index_amount>当前批次索引数量</batch_index_amount>
    <batch_index_list>
        <index>
            <cfbh>处方编号</cfbh>
            <psddh>配送订单号</psddh>
        </index>
        <index>
            <cfbh>处方编号</cfbh>
            <psddh>配送订单号</psddh>
        </index>
    </batch_index_list>
</request_biz>
```

（2）响应消息示例

```
<response_biz>
    <check_serial>对账流水号</check_serial>
    <index_amount_receive>接收索引数量</index_amount_receive>
</response_biz>
```

3. 数据对账结果通知

（1）请求消息示例

```
<request_biz>
    <data_date>数据上传日期</data_date>
    <check_serial>对账流水号</check_serial>
    <index_amount>索引数量</index_amount>
    <index_amount_miss>缺失索引数量</index_amount_miss>
    <batch_amount>批次数量</batch_amount>
    <batch_sequence>当前批次顺序号</batch_sequence>
    <batch_index_list>
        <index>
            <cfbh>处方编号</cfbh>
            <psddh>配送订单号</psddh>
        </index>
        <index>
            <cfbh>处方编号</cfbh>
            <psddh>配送订单号</psddh>
        </index>
    </batch_index_list>
</request_biz>
```

（2）响应消息示例

```
<response_biz>
    <receive_time>对账结果通知接收时间</receive_time>
</response_biz>
```

10.3.4 代煎中药配送节点

1. 数据上传和更新

（1）请求消息示例

```
<request_biz>
    <tyshxydm>统一社会信用代码</tyshxydm>
    <yljgdm>医疗卫生机构代码</yljgdm>
    <yljgmc>医疗卫生机构名称</yljgmc>
```

```
    <yqdm>院区代码</yqdm>
    <yqmc>院区名称</yqmc>
    <psddh>配送订单号</psddh>
    <psjdxh>配送节点序号</psjdxh>
    <psjdmc>配送节点名称</psjdmc>
    <psjdms>配送节点描述</psjdms>
    <pszxm>配送者姓名</pszxm>
    <pszdhhm>配送者电话号码</pszdhhm>
    <jdgxrqsj>节点更新日期时间</jdgxrqsj>
    <scbz>删除标志</scbz>
</request_biz>
```

（2）响应消息示例

```
<response_biz>
    <psddh>配送订单号</psddh>
    <psjdxh>配送节点序号</psjdxh>
    <load_time>存储时间</load_time>
</response_biz>
```

2. 数据对账

（1）请求消息示例

```
<request_biz>
    <data_date>数据上传日期</data_date>
    <check_serial>对账流水号</check_serial>
    <index_amount>索引数量</index_amount>
    <batch_amount>批次数量</batch_amount>
    <batch_sequence>当前批次顺序号</batch_sequence>
    <batch_index_amount>当前批次索引数量</batch_index_amount>
    <batch_index_list>
        <index>
            <psddh>配送订单号</psddh>
            <psjdxh>配送节点序号</psjdxh>
        </index>
        <index>
```

```
            <psddh>配送订单号</psddh>
            <psjdxh>配送节点序号</psjdxh>
        </index>
    </batch_index_list>
</request_biz>
```

（2）响应消息示例

```
<response_biz>
    <check_serial>对账流水号</check_serial>
    <index_amount_receive>接收索引数量</index_amount_receive>
</response_biz>
```

3. 数据对账结果通知

（1）请求消息示例

```
<request_biz>
    <data_date>数据上传日期</data_date>
    <check_serial>对账流水号</check_serial>
    <index_amount>索引数量</index_amount>
    <index_amount_miss>缺失索引数量</index_amount_miss>
    <batch_amount>批次数量</batch_amount>
    <batch_sequence>当前批次顺序号</batch_sequence>
    <batch_index_list>
        <index>
            <psddh>配送订单号</psddh>
            <psjdxh>配送节点序号</psjdxh>
        </index>
        <index>
            <psddh>配送订单号</psddh>
            <psjdxh>配送节点序号</psjdxh>
        </index>
    </batch_index_list>
</request_biz>
```

（2）响应消息示例

```
<response_biz>
    <receive_time>对账结果通知接收时间</receive_time>
</response_biz>
```

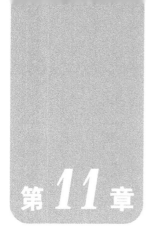

第11章 入院记录数据集

本章规定了入院记录数据传输的模板、消息架构的要求以及对消息内容的一系列约束。

本章适用于各级医疗卫生机构信息系统与区域健康信息平台之间的入院记录数据传输。

11.1 数据元属性

入院记录适用于一般入院记录、24 小时内入出院记录的入院部分数据元以及 24 小时内入院死亡记录的入院部分数据元的数据传输。

入院记录子集的数据元属性如表 11.1 所示。

表 11.1　入院记录的数据元属性

数据元标识	数据元名称	约束	数据类型	表示格式	定义	允许值
tyshxydm	统一社会信用代码	M	S1	AN18	联合主键。外键,关联患者基本信息。医疗卫生机构的 18 位统一社会信用代码	
yljgdm	医疗卫生机构代码	C	S1	AN..30	为患者提供诊疗服务的医疗卫生机构,经"医疗卫生机构执业许可证"登记的,并按照特定编码体系填写的 22 位代码	

数据元标识	数据元名称	约束	数据类型	表示格式	定义	允许值
yljgmc	医疗卫生机构名称	M	S1	AN..50	医疗卫生机构的组织机构名称。若有多个机构名称,必须填写第一名称	
yqdm	院区代码	M	S1	AN..10	联合主键,外键,关联患者基本信息。医疗卫生机构院区的顺序号代码。无多院区可自定义代码,例如"01"。联合统一社会信用代码唯一标识一个机构	
yqmc	院区名称	C	S1	AN..50	医疗卫生机构院区的名称	
sfzjlbdm	身份证件类别代码	M	S3	N2	患者身份证件所属类别在特定编码体系中的代码	CV02.01.101
sfzjhm	身份证件号码	M	S1	AN..20	患者的身份证件上的唯一法定标识符	
hzxm	患者姓名	M	S1	AN..50	患者本人在公安户籍管理部门正式登记注册的姓氏和名称	
xbdm	性别代码	M	S3	N1	患者生理性别在特定编码体系中的代码	GB/T 2261.1
csny	出生年月	O	N	N6	患者出生当日的公元纪年日期的完整描述。YYYYMM格式	
nls	年龄(岁)	M	N	N..3	患者年龄满1周岁的实足年龄,为患者出生后按照日历计算的历法年龄,以实足年龄的相应整数填写	
nly	年龄(月)	O	S1	AN..8	年龄不足1周岁的实足年龄的月龄,以分数形式表示:分数的整数部代表实足月龄,分数部分分母为30,分子为不足1个月的天数,例如"2又10/30"	

续表

数据元标识	数据元名称	约束	数据类型	表示格式	定义	允许值
zybah	住院病案号	M	S1	AN..50	外键,关联患者基本信息。本医疗卫生机构为患者住院病案设置的唯一性编码。原则上,同一患者在同一医疗卫生机构多次住院应当使用同一病案号	
zylsh	住院流水号	M	S1	AN..50	联合主键。按照某一特定编码规则赋予住院就诊对象的顺序号,与出院记录、住院病案首页中的住院流水号一致	
rytjdm	入院途径代码	M	S3	N1	患者收治入院治疗的来源分类在特定编码体系中的代码	CV09.00.403
ryrqsj	入院日期时间	M	DT	DT14	患者实际入住时的公元纪年日期和时间的完整描述。YYYYMMDDhhmmss 格式	
ryksmc	入院科室名称	M	S1	AN..50	患者入院时,入住的科室名称	
rybqmc	入院病区名称	O	S1	AN..50	患者入院时,入住的病区名称	
rybfh	入院病房号	O	S1	AN..10	患者入院时,所住病房对应的编号	
rybch	入院病床号	O	S1	AN..10	患者入院时,所住床位对应的编号	
zs	主诉	M	S1	AN..10000	对患者本次疾病相关的主要症状及其持续时间的描述,一般由患者本人或监护人描述	
xbs	现病史	M	S1	AN..10000	对患者当前所患疾病情况的详细描述	
jws	既往史	M	S1	AN..10000	对患者既往健康状况和疾病(含外伤)的详细描述	
tgjcjg	体格检查结果	M	S1	AN..10000	对患者进行的体格检查项目及检查结果的详细描述	

数据元标识	数据元名称	约束	数据类型	表示格式	定义	允许值
rycbzdbzbm	入院初步诊断标准编码	M	S3	AN..1000	患者入院后初步做出的疾病诊断在西医诊断特定编码体系中的编码	ICD-10 国家临床 2.0,有多个数据时以"|"分隔
rycbzdbzmc	入院初步诊断标准名称	M	S3	AN..10000	由医师根据患者入院时的情况,综合分析所做出的西医诊断标准名称	ICD-10 国家临床 2.0,有多个数据时以"|"分隔
rycbzdynms	入院初步诊断院内描述	M	S1	AN..10000	由医师根据患者入院时的情况,综合分析所做出的西医诊断原始描述	
zyyssfzjhm	住院医师身份证件号码	M	S1	AN..20	患者入院时所在科室具体负责诊治的,具有住院医师专业技术职务任职资格的医师的身份证件上的唯一法定标识符	
zyysgh	住院医师工号	M	S1	AN..10	患者入院时所在科室具体负责诊治的,具有住院医师专业技术职务任职资格的医师在医院内部的唯一标识	
zyysxm	住院医师姓名	M	S1	AN..50	患者入院时所在科室具体负责诊治的,具有住院医师专业技术职务任职资格的医师签署的在公安户籍管理部门正式登记注册的姓氏和名称	
jlrqsj	记录日期时间	M	DT	DT14	完成入院记录、24 小时内入出院记录或 24 小时内入院死亡记录书写时的公元纪年日期和时间的完整描述。YYYYMMDDhhmmss 格式	
scbz	删除标志	M	S2	N1	数据逻辑删除标志	0.正常 1.删除
sjgxsj	数据更新时间	M	DT	DT14	院内入院记录数据更新时间。YYYYMMDDhhmmss 格式	

11.2 消息元素属性

入院记录数据集的消息元素属性分为数据上传和更新、数据对账、数据对账结果通知，具体如下。

11.2.1 数据上传和更新

1.请求消息

入院记录数据上传和更新的请求消息模型符合入院记录数据元属性的定义。消息的元素属性如表 11.2 所示。

表 11.2 入院记录数据上传和更新的请求消息元素属性

元素路径	基数	约束	数据类型	元素说明
request_biz	1..1	M	Any	请求业务参数体
request_biz/tyshxydm	1..1	M	String	统一社会信用代码
request_biz/yljgdm	0..1	C	String	医疗卫生机构代码
request_biz/yljgmc	1..1	M	String	医疗卫生机构名称
request_biz/yqdm	1..1	M	String	院区代码
request_biz/yqmc	0..1	C	String	院区名称
request_biz/sfzjlbdm	1..1	M	String	身份证件类别代码
request_biz/sfzjhm	1..1	M	String	身份证件号码
request_biz/hzxm	1..1	M	String	患者姓名
request_biz/xbdm	1..1	M	String	性别代码
request_biz/csny	0..1	O	String	出生年月
request_biz/nls	1..1	M	String	年龄（岁）
request_biz/nly	0..1	O	String	年龄（月）
request_biz/zybah	1..1	M	String	住院病案号
request_biz/zylsh	1..1	M	String	住院流水号
request_biz/rytjdm	1..1	M	String	入院途径代码
request_biz/ryrqsj	1..1	M	DateTime	入院日期时间
request_biz/ryksmc	1..1	M	String	入院科室名称

元素路径	基数	约束	数据类型	元素说明
request_biz/rybqmc	0..1	O	String	入院病区名称
request_biz/rybfh	0..1	O	String	入院病房号
request_biz/rybch	0..1	O	String	入院病床号
request_biz/zs	1..1	M	String	主诉
request_biz/xbs	1..1	M	String	现病史
request_biz/jws	1..1	M	String	既往史
request_biz/tgjcjg	1..1	M	String	体格检查结果
request_biz/rycbzdbzbm	1..1	M	String	入院初步诊断标准编码
request_biz/rycbzdbzmc	1..1	M	String	入院初步诊断标准名称
request_biz/rycbzdynms	1..1	M	String	入院初步诊断院内描述
request_biz/zyyssfzjhm	1..1	M	String	住院医师身份证件号码
request_biz/zyysgh	1..1	M	String	住院医师工号
request_biz/zyysxm	1..1	M	String	住院医师姓名
request_biz/jlrqsj	1..1	M	DateTime	记录日期时间
request_biz/scbz	1..1	M	String	删除标志
request_biz/sjgxsj	1..1	M	DateTime	数据更新时间

2. 响应消息

入院记录数据上传和更新的响应消息元素属性如表 11.3 所示。

表 11.3　入院记录数据上传和更新的响应消息元素属性

元素路径	基数	约束	数据类型	元素说明
response_biz	1..1	M	Any	响应业务参数体
response_biz/zylsh	1..1	M	String	住院流水号
response_biz/load_time	1..1	M	DateTime	存储时间。表示格式 DT14，YYYYMMDDhhmmss 格式

11.2.2　数据对账

1. 请求消息

入院记录数据对账的请求消息元素属性如表 11.4 所示。

173

表 11.4　入院记录数据对账的请求消息元素属性

元素路径	基数	约束	数据类型	元素说明
request_biz	1..1	M	Any	请求业务参数体
request_biz/data_date	1..1	M	Date	数据上传日期。发起对账时的前一天，表示格式 D8，YYYYMMDD 格式
request_biz/check_serial	1..1	M	String	对账流水号。一次对账分多个批次请求时，每次请求的对账流水号相同
request_biz/index_amount	1..1	M	Number	索引数量。发起对账时的前一天应上传的数据数量
request_biz/batch_amount	1..1	M	Number	批次数量。索引数量超过 10000 时需分为多个批次上传，例如索引数量为 25000 时，批次数量应不小于 3
request_biz/batch_sequence	1..1	M	Number	当前批次顺序号。从 1 开始，最大不超过批次数量
request _ biz/batch _ index _amount	1..1	M	Number	当前批次索引数量。不超过 10000
request_biz/batch_index_list	1..1	M	List	当前批次索引列表
request _ biz/batch _ index _ list/index	1.. *	M	Any	索引参数体
request_biz/batch_index_list/index/zylsh	1..1	M	String	住院流水号

2. 响应消息

入院记录数据对账的响应消息元素属性如表 11.5 所示。

表 11.5　入院记录数据对账的响应消息元素属性

元素路径	基数	约束	数据类型	元素说明
response_biz	1..1	M	Any	响应业务参数体
response_biz/check_serial	1..1	M	String	对账流水号
response _ biz/index _ amount _receive	1..1	M	Number	接收索引数量

11.2.3 数据对账结果通知

1. 请求消息

入院记录数据对账结果通知的请求消息元素属性如表 11.6 所示。

表 11.6 入院记录数据对账结果通知的请求消息元素属性

元素路径	基数	约束	数据类型	元素说明
request_biz	1..1	M	Any	请求业务参数体
request_biz/data_date	1..1	M	Date	数据上传日期。发起对账时的前一天，表示格式 D8，YYYYMMDD 格式
request_biz/check_serial	1..1	M	String	对账流水号。同对账时的对账流水号。一次对账结果分多个批次请求时，每次请求的对账流水号相同
request_biz/index_amount	1..1	M	Number	索引数量。发起对账时的前一天应上传的数据数量
request _ biz/index _ amount _miss	1..1	M	Number	缺失索引数量
request_biz/batch_amount	1..1	M	Number	批次数量。缺失索引数量超过 10000 时需分为多个批次通知，例如缺失索引数量为 25000 时，批次数量应不小于 3
request_biz/batch_sequence	1..1	M	Number	当前批次顺序号。从 1 开始，最大不超过批次数量
request_biz/batch_index_list	1..1	M	List	当前批次缺失索引列表
request _ biz/batch _ index _ list/index	1.. *	M	Any	索引参数体
request_biz/batch_index_list/index/zylsh	1..1	M	String	住院流水号

2. 响应消息

入院记录数据对账结果通知的响应消息元素属性如表 11.7 所示。

表 11.7   入院记录数据对账结果通知的响应消息元素属性

元素路径	基数	约束	数据类型	元素说明
response_biz	1..1	M	Any	响应业务参数体
response_biz/receive_time	1..1	M	String	对账结果通知接收时间。表示格式 DT14,YYYYMMDDhhmmss 格式

11.3 消息示例

本节描述的消息示例为加密前的原始明文,非传输时接口接收和应答的报文示例。

——发送请求时应使用约定的加密算法和密钥对明文消息进行加密,得到加密报文。

——接收应答时应使用约定的加密算法和密钥对加密报文进行解密,得到明文消息。

11.3.1 数据上传和更新

1. 请求消息示例

```
<request_biz>
    <tyshxydm>统一社会信用代码</tyshxydm>
    <yljgdm>医疗卫生机构代码</yljgdm>
    <yljgmc>医疗卫生机构名称</yljgmc>
    <yqdm>院区代码</yqdm>
    <yqmc>院区名称</yqmc>
    <sfzjlbdm>身份证件类别代码</sfzjlbdm>
    <sfzjhm>身份证件号码</sfzjhm>
    <hzxm>患者姓名</hzxm>
    <xbdm>性别代码</xbdm>
    <csny>出生年月</csny>
    <nls>年龄(岁)</nls>
    <nly>年龄(月)</nly>
    <zybah>住院病案号</zybah>
    <zylsh>住院流水号</zylsh>
```

```
    <rytjdm>入院途径代码</rytjdm>
    <ryrqsj>入院日期时间</ryrqsj>
    <ryksmc>入院科室名称</ryksmc>
    <rybqmc>入院病区名称</rybqmc>
    <rybfh>入院病房号</rybfh>
    <rybch>入院病床号</rybch>
    <zs>主诉</zs>
    <xbs>现病史</xbs>
    <jws>既往史</jws>
    <tgjcjg>体格检查结果</tgjcjg>
    <rycbzdbzbm>入院初步诊断标准编码</rycbzdbzbm>
    <rycbzdbzmc>入院初步诊断标准名称</rycbzdbzmc>
    <rycbzdynms>入院初步诊断院内描述</rycbzdynms>
    <zyyssfzjhm>住院医师身份证件号码</zyyssfzjhm>
    <zyysgh>住院医师工号</zyysgh>
    <zyysxm>住院医师姓名</zyysxm>
    <jlrqsj>记录日期时间</jlrqsj>
    <scbz>删除标志</scbz>
    <sjgxsj>数据更新时间</sjgxsj>
</request_biz>
```

2. 响应消息示例

```
<response_biz>
    <zylsh>住院流水号</zylsh>
    <load_time>存储时间</load_time>
</response_biz>
```

11.3.2　数据对账

1. 请求消息示例

```
<request_biz>
    <data_date>数据上传日期</data_date>
    <check_serial>对账流水号</check_serial>
    <index_amount>索引数量</index_amount>
```

```
<batch_amount>批次数量</batch_amount>
<batch_sequence>当前批次顺序号</batch_sequence>
<batch_index_amount>当前批次索引数量</batch_index_amount>
<batch_index_list>
    <index>
        <zylsh>住院流水号</zylsh>
    </index>
    <index>
        <zylsh>住院流水号</zylsh>
    </index>
</batch_index_list>
</request_biz>
```

2. 响应消息示例

```
<response_biz>
    <check_serial>对账流水号</check_serial>
    <index_amount_receive>接收索引数量</index_amount_receive>
</response_biz>
```

11.3.3 数据对账结果通知

1. 请求消息示例

```
<request_biz>
    <data_date>数据上传日期</data_date>
    <check_serial>对账流水号</check_serial>
    <index_amount>索引数量</index_amount>
    <index_amount_miss>缺失索引数量</index_amount_miss>
    <batch_amount>批次数量</batch_amount>
    <batch_sequence>当前批次顺序号</batch_sequence>
    <batch_index_list>
        <index>
            <zylsh>住院流水号</zylsh>
        </index>
        <index>
```

```
        <zylsh>住院流水号</zylsh>
    </index>
  </batch_index_list>
</request_biz>
```

2. 响应消息示例

```
<response_biz>
    <receive_time>对账结果通知接收时间</receive_time>
</response_biz>
```

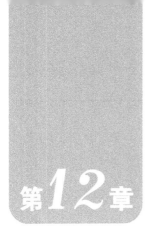

第12章　出院记录数据集

本章规定了出院记录数据传输的模板、消息架构的要求以及对消息内容的一系列约束。

本章适用于各级医疗卫生机构信息系统与区域健康信息平台之间的出院记录数据传输。

12.1　数据元属性

出院记录适用于出院记录、24 小时内入出院记录的部分数据元和 24 小时内入院死亡记录的部分数据元的数据传输。

患者入院不足 24 小时出院或死亡情形的填写注意事项：

——24 小时内入出院："入院不足 24 小时出院标志"填"T"。

——24 小时内入院死亡："离院方式代码"填"5"，"入院不足 24 小时出院标志"填"T"，"出院日期"填死亡日期，"病情转归代码"填"5"，"出院诊断"填死亡诊断，"出院医嘱"不填。

出院记录子集的数据元属性如表 12.1 所示。

表 12.1　出院记录的数据元属性

数据元标识	数据元名称	约束	数据类型	表示格式	定义	允许值
tyshxydm	统一社会信用代码	M	S1	AN18	联合主键。外键,关联患者基本信息。医疗卫生机构的 18 位统一社会信用代码	
yljgdm	医疗卫生机构代码	C	S1	AN..30	为患者提供诊疗服务的医疗卫生机构,经"医疗卫生机构执业许可证"登记的,并按照特定编码体系填写的 22 位代码	
yljgmc	医疗卫生机构名称	M	S1	AN..50	医疗卫生机构的组织机构名称。若有多个机构名称,必须填写第一名称	
yqdm	院区代码	M	S1	AN..10	联合主键,外键,关联患者基本信息。医疗卫生机构院区的顺序号代码。无多院区可自定义代码,例如"01"。联合统一社会信用代码唯一标识一个机构	
yqmc	院区名称	C	S1	AN..50	医疗卫生机构院区的名称	
sfzjlbdm	身份证件类别代码	M	S3	N2	患者身份证件所属类别在特定编码体系中的代码	CV02.01.101
sfzjhm	身份证件号码	M	S1	AN..20	患者的身份证件上的唯一法定标识符	
hzxm	患者姓名	M	S1	AN..50	患者本人在公安户籍管理部门正式登记注册的姓氏和名称	
xbdm	性别代码	M	S3	N1	患者生理性别在特定编码体系中的代码	GB/T 2261.1
csny	出生年月	O	N	N6	患者出生当日的公元纪年日期的完整描述。YYYYMM格式	
nls	年龄(岁)	M	N	N..3	患者年龄满 1 周岁的实足年龄,为患者出生后按照日历计算的历法年龄,以实足年龄的相应整数填写	

续表

数据元标识	数据元名称	约束	数据类型	表示格式	定义	允许值
nly	年龄(月)	O	S1	AN..8	年龄不足1周岁的实足年龄的月龄,以分数形式表示:分数的整数部分代表实足月龄,分数部分分母为30,分子为不足1个月的天数,例如"2又10/30"	
zybah	住院病案号	M	S1	AN..50	外键,关联患者基本信息。本医疗卫生机构为患者住院病案设置的唯一性编码。原则上,同一患者在同一医疗卫生机构多次住院应当使用同一病案号	
zylsh	住院流水号	M	S1	AN..50	联合主键。按照某一特定编码规则赋予住院就诊对象的顺序号,与入院记录、住院病案首页中的住院流水号一致	
ryrqsj	入院日期时间	M	DT	DT14	患者实际入住时的公元纪年日期和时间的完整描述。YYYYMMDDhhmmss格式	
ryqk	入院情况	M	S1	AN..2000	对患者入院情况的详细描述	
ryzdbzbm	入院诊断标准编码	M	S3	AN..1000	患者入院时做出的确定诊断在西医诊断特定编码体系中的编码	ICD-10国家临床2.0,有多个数据时以"|"分隔
ryzdbzmc	入院诊断标准名称	M	S3	AN..10000	患者入院时做出的确定诊断的西医诊断标准名称	ICD-10国家临床2.0,有多个数据时以"|"分隔
ryzdynms	入院诊断院内描述	M	S1	AN..10000	患者入院时做出的确定诊断的西医诊断原始描述	
zlgcms	诊疗过程描述	M	S1	AN..10000	对患者诊疗过程的详细描述	

数据元标识	数据元名称	约束	数据类型	表示格式	定义	允许值
lyfsdm	离院方式代码	M	S3	N1	患者本次住院离开医院的方式在特定编码体系中的代码	CV06.00.226
rybz24xscybz	入院不足24小时出院标志	M	L	T/F	标识患者入院不足24小时出院或死亡的标志	T:24小时内出院或死亡 F:其他
cyrq	出院日期	M	D	D8	患者计划出院的公元纪年日期的完整描述,患者实际办理出院手续后更新。YYYYMMDD格式	
sjzyts	实际住院天数	M	N	N..4	患者实际的住院天数,入院日与出院日一共只计算1天	
cyksmc	出院科室名称	M	S1	AN..50	患者出院时的科室名称	
cybqmc	出院病区名称	O	S1	AN..50	患者出院时的病区名称	
cybfh	出院病房号	O	S1	AN..10	患者出院时,所住病房对应的编号	
cybch	出院病床号	O	S1	AN..10	患者出院时,所住床位对应的编号	
bqzgdm	病情转归代码	M	S3	N1	出院时患者所患的疾病的治疗结果类别在特定编码体系中的代码	CV05.10.010
cyqk	出院情况	O	S1	AN..10000	对患者出院情况的详细描述	
cyszzytz	出院时症状与体征	O	S1	AN..10000	患者出院时症状和体征的详细描述	
cyzdbzbm	出院诊断标准编码	M	S3	AN..1000	患者出院时的疾病诊断在西医诊断特定编码体系中的编码	ICD-10国家临床2.0,有多个数据时以"|"分隔
cyzdbzmc	出院诊断标准名称	M	S3	AN..10000	患者出院时的疾病西医诊断标准名称	ICD-10国家临床2.0,有多个数据时以"|"分隔

续表

数据元标识	数据元名称	约束	数据类型	表示格式	定义	允许值
cyzdynms	出院诊断院内描述	M	S1	AN..10000	患者出院时的疾病诊断的西医诊断原始描述	
cyyz	出院医嘱	C	S1	AN..4000	对患者出院医嘱的详细描述。患者非死亡离院时必填	
zyyssfzjhm	住院医师身份证件号码	M	S1	AN..20	患者出院时所在科室具体负责诊治的,具有住院医师专业技术职务任职资格的医师的身份证件上的唯一法定标识符	
zyysgh	住院医师工号	M	S1	AN..10	患者出院时所在科室具体负责诊治的,具有住院医师专业技术职务任职资格的医师在医院内部的唯一标识	
zyysxm	住院医师姓名	M	S1	AN..50	患者出院时所在科室具体负责诊治的,具有住院医师专业技术职务任职资格的医师签署的在公安户籍管理部门正式登记注册的姓氏和名称	
jlrqsj	记录日期时间	M	DT	DT14	完成出院记录、24 小时内入出院记录或 24 小时内入院死亡记录书写时的公元纪年日期和时间的完整描述。YYYYMMDDhhmmss 格式	
scbz	删除标志	M	S2	N1	数据逻辑删除标志	0.正常 1.删除
sjgxsj	数据更新时间	M	DT	DT14	院内出院记录数据更新时间。YYYYMMDDhhmmss 格式	

12.2　消息元素属性

出院记录数据集的消息元素属性分为数据上传和更新、数据对账、数据对账结果通知，具体如下。

12.2.1　数据上传和更新

1.请求消息

出院记录数据上传和更新的请求消息模型符合出院记录数据元属性的定义。消息的元素属性如表 12.2 所示。

表 12.2　出院记录数据上传和更新的请求消息元素属性

元素路径	基数	约束	数据类型	元素说明
request_biz	1..1	M	Any	请求业务参数体
request_biz/tyshxydm	1..1	M	String	统一社会信用代码
request_biz/yljgdm	0..1	C	String	医疗卫生机构代码
request_biz/yljgmc	1..1	M	String	医疗卫生机构名称
request_biz/yqdm	1..1	M	String	院区代码
request_biz/yqmc	0..1	C	String	院区名称
request_biz/sfzjlbdm	1..1	M	String	身份证件类别代码
request_biz/sfzjhm	1..1	M	String	身份证件号码
request_biz/hzxm	1..1	M	String	患者姓名
request_biz/xbdm	1..1	M	String	性别代码
request_biz/csny	0..1	O	String	出生年月
request_biz/nls	1..1	M	String	年龄（岁）
request_biz/nly	0..1	O	String	年龄（月）
request_biz/zybah	1..1	M	String	住院病案号
request_biz/zylsh	1..1	M	String	住院流水号
request_biz/ryrqsj	1..1	M	DateTime	入院日期时间
request_biz/ryqk	1..1	M	String	入院情况
request_biz/ryzdbzbm	1..1	M	String	入院诊断标准编码

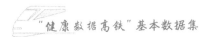

续表

元素路径	基数	约束	数据类型	元素说明
request_biz/ryzdbzmc	1..1	M	String	入院诊断标准名称
request_biz/ryzdynms	1..1	M	String	入院诊断院内描述
request_biz/zlgcms	1..1	M	String	诊疗过程描述
request_biz/lyfsdm	1..1	M	String	离院方式代码
request_biz/rybz24xscybz	1..1	M	String	入院不足 24 小时出院标志
request_biz/cyrq	1..1	M	String	出院日期
request_biz/sjzyts	1..1	M	Number	实际住院天数
request_biz/cyksmc	1..1	M	String	出院科室名称
request_biz/cybqmc	0..1	O	String	出院病区名称
request_biz/cybfh	0..1	O	String	出院病房号
request_biz/cybch	0..1	O	String	出院病床号
request_biz/bqzgdm	1..1	M	String	病情转归代码
request_biz/cyqk	0..1	O	String	出院情况
request_biz/cyszzytz	0..1	O	String	出院时症状与体征
request_biz/cyzdbzbm	1..1	M	String	出院诊断标准编码
request_biz/cyzdbzmc	1..1	M	String	出院诊断标准名称
request_biz/cyzdynms	1..1	M	String	出院诊断院内描述
request_biz/cyyz	0..1	C	String	出院医嘱
request_biz/zyyssfzjhm	1..1	M	String	住院医师身份证件号码
request_biz/zyysgh	1..1	M	String	住院医师工号
request_biz/zyysxm	1..1	M	String	住院医师姓名
request_biz/jlrqsj	1..1	M	DateTime	记录日期时间
request_biz/scbz	1..1	M	String	删除标志
request_biz/sjgxsj	1..1	M	DateTime	数据更新时间

2. 响应消息

出院记录数据上传和更新的响应消息元素属性如表 12.3 所示。

表 12.3　出院记录数据上传和更新的响应消息元素属性

元素路径	基数	约束	数据类型	元素说明
response_biz	1..1	M	Any	响应业务参数体
response_biz/zylsh	1..1	M	String	住院流水号
response_biz/load_time	1..1	M	DateTime	存储时间。表示格式 DT14，YYYYMMDDhhmmss 格式

12.2.2　数据对账

1. 请求消息

出院记录数据对账的请求消息元素属性如表 12.4 所示。

表 12.4　出院记录数据对账的请求消息元素属性

元素路径	基数	约束	数据类型	元素说明
request_biz	1..1	M	Any	请求业务参数体
request_biz/data_date	1..1	M	Date	数据上传日期。发起对账时的前一天，表示格式 D8，YYYYMMDD 格式
request_biz/check_serial	1..1	M	String	对账流水号。一次对账分多个批次请求时，每次请求的对账流水号相同
request_biz/index_amount	1..1	M	Number	索引数量。发起对账时的前一天应上传的数据数量
request_biz/batch_amount	1..1	M	Number	批次数量。索引数量超过 10000 时需分为多个批次上传，例如索引数量为 25000 时，批次数量应不小于 3
request_biz/batch_sequence	1..1	M	Number	当前批次顺序号。从 1 开始，最大不超过批次数量
request_biz/batch_index_amount	1..1	M	Number	当前批次索引数量。不超过 10000
request_biz/batch_index_list	1..1	M	List	当前批次索引列表
request_biz/batch_index_list/index	1..*	M	Any	索引参数体
request_biz/batch_index_list/index/zylsh	1..1	M	String	住院流水号

2. 响应消息

出院记录数据对账的响应消息元素属性如表 12.5 所示。

表 12.5 出院记录数据对账的响应消息元素属性

元素路径	基数	约束	数据类型	元素说明
response_biz	1..1	M	Any	响应业务参数体
response_biz/check_serial	1..1	M	String	对账流水号
response _ biz/index _ amount _receive	1..1	M	Number	接收索引数量

12.2.3 数据对账结果通知

1. 请求消息

出院记录数据对账结果通知的请求消息元素属性如表 12.6 所示。

表 12.6 出院记录数据对账结果通知的请求消息元素属性

元素路径	基数	约束	数据类型	元素说明
request_biz	1..1	M	Any	请求业务参数体
request_biz/data_date	1..1	M	Date	数据上传日期。发起对账时的前一天，表示格式 D8，YYYYMMDD 格式
request_biz/check_serial	1..1	M	String	对账流水号。同对账时的对账流水号。一次对账结果分多个批次请求时，每次请求的对账流水号相同
request_biz/index_amount	1..1	M	Number	索引数量。发起对账时的前一天应上传的数据数量
request _ biz/index _ amount _miss	1..1	M	Number	缺失索引数量
request_biz/batch_amount	1..1	M	Number	批次数量。缺失索引数量超过 10000 时需分为多个批次通知，例如缺失索引数量为 25000 时，批次数量应不小于 3
request_biz/batch_sequence	1..1	M	Number	当前批次顺序号。从 1 开始，最大不超过批次数量

元素路径	基数	约束	数据类型	元素说明
request_biz/batch_index_list	1..1	M	List	当前批次缺失索引列表
request_biz/batch_index_list/index	1..*	M	Any	索引参数体
request_biz/batch_index_list/index/zylsh	1..1	M	String	住院流水号

2. 响应消息

出院记录数据对账结果通知的响应消息元素属性如表 12.7 所示。

表 12.7　出院记录数据对账结果通知的响应消息元素属性

元素路径	基数	约束	数据类型	元素说明
response_biz	1..1	M	Any	响应业务参数体
response_biz/receive_time	1..1	M	String	对账结果通知接收时间。表示格式 DT14，YYYYMMDDhhmmss 格式

12.3　消息示例

本节描述的消息示例为加密前的原始明文,非传输时接口接收和应答的报文示例。

——发送请求时应使用约定的加密算法和密钥对明文消息进行加密,得到加密报文。

——接收应答时应使用约定的加密算法和密钥对加密报文进行解密,得到明文消息。

12.3.1　数据上传和更新

1. 请求消息示例

```
<request_biz>
    <tyshxydm>统一社会信用代码</tyshxydm>
    <yljgdm>医疗卫生机构代码</yljgdm>
```

<yljgmc>医疗卫生机构名称</yljgmc>

<yqdm>院区代码</yqdm>

<yqmc>院区名称</yqmc>

<sfzjlbdm>身份证件类别代码</sfzjlbdm>

<sfzjhm>身份证件号码</sfzjhm>

<hzxm>患者姓名</hzxm>

<xbdm>性别代码</xbdm>

<csny>出生年月</csny>

<nls>年龄(岁)</nls>

<nly>年龄(月)</nly>

<zybah>住院病案号</zybah>

<zylsh>住院流水号</zylsh>

<ryrqsj>入院日期时间</ryrqsj>

<ryqk>入院情况</ryqk>

<ryzdbzbm>入院诊断标准编码</ryzdbzbm>

<ryzdbzmc>入院诊断标准名称</ryzdbzmc>

<ryzdynms>入院诊断院内描述</ryzdynms>

<zlgcms>诊疗过程描述</zlgcms>

<lyfsdm>离院方式代码</lyfsdm>

<rybz24xscybz>入院不足 24 小时出院标志</rybz24xscybz>

<cyrq>出院日期</cyrq>

<sjzyts>实际住院天数</sjzyts>

<cyksmc>出院科室名称</cyksmc>

<cybqmc>出院病区名称</cybqmc>

<cybfh>出院病房号</cybfh>

<cybch>出院病床号</cybch>

<bqzgdm>病情转归代码</bqzgdm>

<cyqk>出院情况</cyqk>

<cyszzytz>出院时症状与体征</cyszzytz>

<cyzdbzbm>出院诊断标准编码</cyzdbzbm>

<cyzdbzmc>出院诊断标准名称</cyzdbzmc>

<cyzdynms>出院诊断院内描述</cyzdynms>

<cyyz>出院医嘱</cyyz>

<zyyssfzjhm>住院医师身份证件号码</zyyssfzjhm>

<zyysgh>住院医师工号</zyysgh>

<zyysxm>住院医师姓名</zyysxm>

```
<jlrqsj>记录日期时间</jlrqsj>
    <scbz>删除标志</scbz>
    <sjgxsj>数据更新时间</sjgxsj>
</request_biz>
```

2. 响应消息示例

```
<response_biz>
    <zylsh>住院流水号</zylsh>
    <load_time>存储时间</load_time>
</response_biz>
```

12.3.2　数据对账

1. 请求消息示例

```
<request_biz>
    <data_date>数据上传日期</data_date>
    <check_serial>对账流水号</check_serial>
    <index_amount>索引数量</index_amount>
    <batch_amount>批次数量</batch_amount>
    <batch_sequence>当前批次顺序号</batch_sequence>
    <batch_index_amount>当前批次索引数量</batch_index_amount>
    <batch_index_list>
        <index>
            <zylsh>住院流水号</zylsh>
        </index>
        <index>
            <zylsh>住院流水号</zylsh>
        </index>
    </batch_index_list>
</request_biz>
```

2. 响应消息示例

```
<response_biz>
    <check_serial>对账流水号</check_serial>
    <index_amount_receive>接收索引数量</index_amount_receive>
</response_biz>
```

12.3.3 数据对账结果通知

1. 请求消息示例

```
<request_biz>
    <data_date>数据上传日期</data_date>
    <check_serial>对账流水号</check_serial>
    <index_amount>索引数量</index_amount>
    <index_amount_miss>缺失索引数量</index_amount_miss>
    <batch_amount>批次数量</batch_amount>
    <batch_sequence>当前批次顺序号</batch_sequence>
    <batch_index_list>
        <index>
            <zylsh>住院流水号</zylsh>
        </index>
        <index>
            <zylsh>住院流水号</zylsh>
        </index>
    </batch_index_list>
</request_biz>
```

2. 响应消息示例

```
<response_biz>
    <receive_time>对账结果通知接收时间</receive_time>
</response_biz>
```

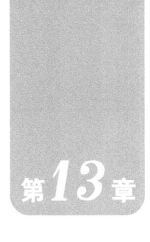

第13章　家庭医生签约数据集

本章规定了家庭医生签约数据传输的模板、消息架构的要求以及对消息内容的一系列约束。

本章适用于各级医疗卫生机构信息系统与区域健康信息平台之间的家庭医生签约数据传输。

13.1　数据元属性

家庭医生签约数据集分为家庭医生签约记录子集和家庭医生团队成员子集。

13.1.1　家庭医生签约记录

家庭医生签约记录子集的数据元属性如表13.1所示。

表 13.1　家庭医生签约记录的数据元属性

数据元标识	数据元名称	非空约束	数据类型	表示格式	定义	允许值
tyshxydm	统一社会信用代码	M	S1	AN18	联合主键。签约机构的18位统一社会信用代码	
yljgdm	签约机构代码	C	S1	AN..30	为居民提供家庭医生签约服务的医疗卫生机构,经"医疗卫生机构执业许可证"登记的,并按照特定编码体系填写的22位代码	

续表

数据元标识	数据元名称	非空约束	数据类型	表示格式	定义	允许值
yljgmc	签约机构名称	M	S1	AN..50	签约机构的组织机构名称。若有多个机构名称,必须填写第一名称	
yqdm	院区代码	M	S1	AN..10	联合主键。签约机构院区的顺序号代码。无多院区可自定义代码,例如"01"。联合统一社会信用代码唯一标识一个机构	
yqmc	院区名称	C	S1	AN..50	签约机构院区的名称	
yljgybdm	签约机构医保代码	M	S1	AN12	签约机构的医保定点医疗卫生机构代码	
qybs	签约标识	M	S1	AN..50	联合主键。居民签署的签约服务协议的唯一标识	
sfzjlbdm	身份证件类别代码	M	S3	N2	居民身份证件所属类别在特定编码体系中的代码	CV02.01.101
sfzjhm	身份证件号码	M	S1	AN..20	居民的身份证件上的唯一法定标识符	
jmxm	居民姓名	M	S1	AN..50	居民本人在公安户籍管理部门正式登记注册的姓氏和名称	
xbdm	性别代码	M	S3	N1	居民生理性别在特定编码体系中的代码	GB/T 2261.1
csrq	出生日期	O	D	D8	居民出生当日的公元纪年日期的完整描述。YYYYMMDD格式	
dhhm	电话号码	M	S1	AN..50	居民本人的手机号码或电话号码,包括国际、国内区号和分机号	
xzqhdm	常住地址—行政区划代码	M	S3	N9	居民本人常住地址中的乡(镇、街道)的9位行政区划代码	
czdz	常住地址—详细地址	M	S1	AN..200	居民本人常住地址的描述	

数据元标识	数据元名称	非空约束	数据类型	表示格式	定义	允许值
glztdm	管理状态代码	M	S2	N1	居民管理状态的分类代码	1.正常 2.死亡 9.其他
qyyssfzjhm	签约医生身份证件号码	M	S1	AN..20	签约医生的身份证件上的唯一法定标识符	
qyysybdm	签约医生医保代码	M	S1	AN13..14	签约医生的医保医师代码。若签约医生没有医保代码,需要机构到国家医保编码维护平台进行信息维护,生成代码	
qyysxm	签约医生姓名	M	S1	AN..50	签约医生签署的在公安户籍管理部门正式登记注册的姓氏和名称	
qyysdhhm	签约医生电话号码	M	S1	AN..50	签约医生的手机号码或电话号码,包括国际、国内区号和分机号	
fwtcmc	服务套餐名称	O	S1	AN..500	居民签署的签约服务协议提供的服务套餐名称	有多个时以"|"分隔
fwtcnr	服务套餐内容	O	S1	AN..2000	对服务套餐内容的描述	
fwsxksrq	服务生效开始日期	M	D	D8	签约服务生效的开始公元纪年日期的完整描述。YYYYMMDD 格式	
fwsxjsrq	服务生效结束日期	M	D	D8	签约服务生效的结束公元纪年日期的完整描述。YYYYMMDD 格式	
qyjbrxm	签约经办人姓名	M	S1	AN..50	办理签约服务的工作人员在公安户籍管理部门正式登记注册的姓氏和名称	
qyrq	签约日期	M	D	D8	办理签约服务的公元纪年日期的完整描述。YYYYMMDD 格式	

续表

数据元标识	数据元名称	非空约束	数据类型	表示格式	定义	允许值
jyrq	解约日期	C	D	D8	解除签约服务的公元纪年日期的完整描述,签约服务在生效期结束前解除时更新。YYYYMMDD 格式	
ybyhbz	医保优惠标志	M	S2	N1	标识居民签约后是否享受医保优惠政策	0.否 1.是
dadysqbz	档案调阅授权标志	O	S2	N1	标识居民是否授权签约医生调阅健康档案	0.否 1.是 9.未知
scbz	删除标志	M	S2	N1	数据逻辑删除标志	0.正常 1.删除

13.1.2　家庭医生团队成员

家庭医生团队成员子集的数据元属性如表 13.2 所示。

表 13.2　家庭医生团队成员的数据元属性

数据元标识	数据元名称	非空约束	数据类型	表示格式	定义	允许值
tyshxydm	统一社会信用代码	M	S1	AN18	联合主键。签约机构的 18 位统一社会信用代码	
yljgdm	签约机构代码	C	S1	AN..30	为居民提供家庭医生签约服务的医疗卫生机构,经"医疗卫生机构执业许可证"登记的,并按照特定编码体系填写的 22 位代码	
yljgmc	签约机构名称	M	S1	AN..50	签约机构的组织机构名称。若有多个机构名称,必须填写第一名称	
yqdm	院区代码	M	S1	AN..10	联合主键。签约机构院区的顺序号代码。无多院区可自定义代码,例如"01"。联合统一社会信用代码唯一标识一个机构	

数据元标识	数据元名称	非空约束	数据类型	表示格式	定义	允许值
yqmc	院区名称	C	S1	AN..50	签约机构院区的名称	
sfzjlbdm	身份证件类别代码	M	S3	N2	成员身份证件所属类别在特定编码体系中的代码	CV02.01.101
sfzjhm	身份证件号码	M	S1	AN..20	联合主键。成员的身份证件上的唯一法定标识符	
cyxm	成员姓名	M	S1	AN..50	成员在公安户籍管理部门正式登记注册的姓氏和名称	
xbdm	性别代码	M	S3	N1	成员生理性别在特定编码体系中的代码	GB/T 2261.1
csrq	出生日期	O	D	D8	成员出生当日的公元纪年日期的完整描述。YYYYMMDD格式	
dhhm	电话号码	C	S1	AN..50	成员的手机号码或电话号码，包括国际、国内区号和分机号，是签约医生时必填	
jslbdm	角色类别代码	M	S2	AN..20	成员在家庭医生团队中担任角色的分类代码	CVX—JTYSTDJSLBDM有多个数据时以"|"分隔
zzztdm	在职状态代码	M	S2	N1	成员在职状态的分类代码	1.在职 2.离职 3.转岗 9.其他
qyzzbz	签约资质标志	M	S2	N1	标识成员是否具备家庭医生资质	0.否 1.是
cyxxwhrqsj	成员信息维护日期时间	M	DT	DT14	在本地系统中完成成员信息维护时的公元纪年日期和时间的完整描述。YYYYMMDDhhmmss格式	
scbz	删除标志	M	S2	N1	数据逻辑删除标志	0.正常 1.删除

13.2 消息元素属性

家庭医生签约数据集分为家庭医生签约记录子集和家庭医生团队成员子集。

13.2.1 家庭医生签约记录

家庭医生签约记录子集的消息元素属性分为数据上传和更新、数据对账、数据对账结果通知，具体如下。

1. 数据上传和更新

（1）请求消息

家庭医生签约记录数据上传和更新的请求消息模型符合家庭医生签约记录数据元属性的定义。消息的元素属性如表13.3所示。

表13.3　家庭医生签约记录数据上传和更新的请求消息元素属性

元素路径	基数	约束	数据类型	元素说明
request_biz	1..1	M	Any	请求业务参数体
request_biz/tyshxydm	1..1	M	String	统一社会信用代码
request_biz/yljgdm	0..1	C	String	签约机构代码
request_biz/yljgmc	1..1	M	String	签约机构名称
request_biz/yqdm	1..1	M	String	院区代码
request_biz/yqmc	0..1	C	String	院区名称
request_biz/yljgybdm	1..1	M	String	签约机构医保代码
request_biz/qybs	1..1	M	String	签约标识
request_biz/sfzjlbdm	1..1	M	String	身份证件类别代码
request_biz/sfzjhm	1..1	M	String	身份证件号码
request_biz/jmxm	1..1	M	String	居民姓名
request_biz/xbdm	1..1	M	String	性别代码
request_biz/csrq	0..1	O	String	出生日期
request_biz/dhhm	1..1	M	String	电话号码
request_biz/xzqhdm	1..1	M	String	常住地址—行政区划代码
request_biz/czdz	1..1	M	String	常住地址—详细地址

续表

元素路径	基数	约束	数据类型	元素说明
request_biz/glztdm	1..1	M	String	管理状态代码
request_biz/qyssfzjhm	1..1	M	String	签约医生身份证件号码
request_biz/qyysybdm	1..1	M	String	签约医生医保代码
request_biz/qyysxm	1..1	M	String	签约医生姓名
request_biz/qyysdhhm	1..1	M	String	签约医生电话号码
request_biz/fwtcmc	0..1	O	String	服务套餐名称
request_biz/fwtcnr	0..1	O	String	服务套餐内容
request_biz/fwsxksrq	1..1	M	String	服务生效开始日期
request_biz/fwsxjsrq	1..1	M	String	服务生效结束日期
request_biz/qyjbrxm	1..1	M	String	签约经办人姓名
request_biz/qyrq	1..1	M	String	签约日期
request_biz/jyrq	0..1	C	String	解约日期
request_biz/ybyhbz	1..1	M	String	医保优惠标志
request_biz/dadysqbz	1..1	O	String	档案调阅授权标志
request_biz/scbz	1..1	M	String	删除标志

（2）响应消息

家庭医生签约记录数据上传和更新的响应消息元素属性如表 13.4 所示。

表 13.4　家庭医生签约记录数据上传和更新的响应消息元素属性

元素路径	基数	约束	数据类型	元素说明
response_biz	1..1	M	Any	响应业务参数体
response_biz/qybs	1..1	M	String	签约标识
response_biz/load_time	1..1	M	DateTime	存储时间。表示格式 DT14，YYYYMMDDhhmmss 格式

2. 数据对账

（1）请求消息

家庭医生签约记录数据对账的请求消息元素属性如表 13.5 所示。

表 13.5　家庭医生签约记录数据对账的请求消息元素属性

元素路径	基数	约束	数据类型	元素说明
request_biz	1..1	M	Any	请求业务参数体
request_biz/data_date	1..1	M	Date	数据上传日期。发起对账时的前一天，表示格式 D8，YYYYMMDD 格式
request_biz/check_serial	1..1	M	String	对账流水号。一次对账分多个批次请求时，每次请求的对账流水号相同
request_biz/index_amount	1..1	M	Number	索引数量。发起对账时的前一天应上传的数据数量
request_biz/batch_amount	1..1	M	Number	批次数量。索引数量超过 10000 时需分为多个批次上传，例如索引数量为 25000 时，批次数量应不小于 3
request_biz/batch_sequence	1..1	M	Number	当前批次顺序号。从 1 开始，最大不超过批次数量
request_biz/batch_index_amount	1..1	M	Number	当前批次索引数量。不超过 10000
request_biz/batch_index_list	1..1	M	List	当前批次索引列表
request_biz/batch_index_list/index	1..*	M	Any	索引参数体
request_biz/batch_index_list/index/qybs	1..1	M	String	签约标识

（2）响应消息

家庭医生签约记录数据对账的响应消息元素属性如表 13.6 所示。

表 13.6　家庭医生签约记录数据对账的响应消息元素属性

元素路径	基数	约束	数据类型	元素说明
response_biz	1..1	M	Any	响应业务参数体
response_biz/check_serial	1..1	M	String	对账流水号
response_biz/index_amount_receive	1..1	M	Number	接收索引数量

3. 数据对账结果通知

（1）请求消息

家庭医生签约记录数据对账结果通知的请求消息元素属性如表13.7所示。

表 13.7　家庭医生签约记录数据对账结果通知的请求消息元素属性

元素路径	基数	约束	数据类型	元素说明
request_biz	1..1	M	Any	请求业务参数体
request_biz/data_date	1..1	M	Date	数据上传日期。发起对账时的前一天，表示格式 D8，YYYYMMDD 格式
request_biz/check_serial	1..1	M	String	对账流水号。同对账索引上传时的对账流水号。一次对账结果分多个批次请求时，每次请求的对账流水号相同
request_biz/index_amount	1..1	M	Number	索引数量。发起对账时的前一天应上传的数据数量
request_biz/index_amount_miss	1..1	M	Number	缺失索引数量
request_biz/batch_amount	1..1	M	Number	批次数量。缺失索引数量超过 10000 时需分为多个批次通知，例如缺失索引数量为 25000 时，批次数量应不小于 3
request_biz/batch_sequence	1..1	M	Number	当前批次顺序号。从 1 开始，最大不超过批次数量
request_biz/batch_index_list	1..1	M	List	当前批次缺失索引列表
request_biz/batch_index_list/index	1..*	M	Any	索引参数体
request_biz/batch_index_list/index/qybs	1..1	M	String	签约标识

（2）响应消息

家庭医生签约记录数据对账结果通知的响应消息元素属性如表13.8所示。

表 13.8　家庭医生签约记录数据对账结果通知的响应消息元素属性

元素路径	基数	约束	数据类型	元素说明
response_biz	1..1	M	Any	响应业务参数体
response_biz/receive_time	1..1	M	String	对账结果通知接收时间。表示格式 DT14,YYYYMMDDhhmmss 格式

13.2.2　家庭医生团队成员

家庭医生团队成员子集的消息元素属性分为数据上传和更新、数据对账、数据对账结果通知,具体如下。

1. 数据上传和更新

(1)请求消息

家庭医生团队成员数据上传和更新的请求消息模型符合家庭医生团队成员数据元属性的定义。消息的元素属性如表 13.9 所示。

表 13.9　家庭医生团队成员数据上传和更新的请求消息元素属性

元素路径	基数	约束	数据类型	元素说明
request_biz	1..1	M	Any	请求业务参数体
request_biz/tyshxydm	1..1	M	String	统一社会信用代码
request_biz/yljgdm	0..1	C	String	签约机构代码
request_biz/yljgmc	1..1	M	String	签约机构名称
request_biz/yqdm	1..1	M	String	院区代码
request_biz/yqmc	0..1	C	String	院区名称
request_biz/sfzjlbdm	1..1	M	String	身份证件类别代码
request_biz/sfzjhm	1..1	M	String	身份证件号码
request_biz/cyxm	1..1	M	String	成员姓名
request_biz/xbdm	1..1	M	String	性别代码
request_biz/csrq	0..1	O	String	出生日期
request_biz/dhhm	0..1	C	String	电话号码
request_biz/jslbdm	1..1	M	String	角色类别代码
request_biz/zzztdm	1..1	M	String	在职状态代码
request_biz/qyzzbz	1..1	M	String	签约资质标志

元素路径	基数	约束	数据类型	元素说明
request_biz/cyxxwhrqsj	1..1	M	DateTime	成员信息维护日期时间
request_biz/scbz	1..1	M	String	删除标志

（2）响应消息

家庭医生团队成员数据上传和更新的响应消息元素属性如表 13.10 所示。

表 13.10　家庭医生团队成员数据上传和更新的响应消息元素属性

元素路径	基数	约束	数据类型	元素说明
response_biz	1..1	M	Any	响应业务参数体
response_biz/sfzjhm	1..1	M	String	身份证件号码
response_biz/load_time	1..1	M	DateTime	存储时间。表示格式 DT14，YYYYMMDDhhmmss 格式

2. 数据对账

（1）请求消息

家庭医生团队成员数据对账的请求消息元素属性如表 13.11 所示。

表 13.11　家庭医生团队成员数据对账的请求消息元素属性

元素路径	基数	约束	数据类型	元素说明
request_biz	1..1	M	Any	请求业务参数体
request_biz/data_date	1..1	M	Date	数据上传日期。发起对账时的前一天，表示格式 D8，YYYYMMDD 格式
request_biz/check_serial	1..1	M	String	对账流水号。一次对账分多个批次请求时，每次请求的对账流水号相同
request_biz/index_amount	1..1	M	Number	索引数量。发起对账时的前一天应上传的数据数量
request_biz/batch_amount	1..1	M	Number	批次数量。索引数量超过 10000 时需分为多个批次上传，例如索引数量为 25000 时，批次数量应不小于 3
request_biz/batch_sequence	1..1	M	Number	当前批次顺序号。从 1 开始，最大不超过批次数量
request_biz/batch_index_amount	1..1	M	Number	当前批次索引数量。不超过 10000

续表

元素路径	基数	约束	数据类型	元素说明
request_biz/batch_index_list	1..1	M	List	当前批次索引列表
request _ biz/batch _ index _ list/index	1.. *	M	Any	索引参数体
request_biz/batch_index_list/index/sfzjhm	1..1	M	String	身份证件号码

（2）响应消息

家庭医生团队成员数据对账的响应消息元素属性如表 13.12 所示。

表 13.12　家庭医生团队成员数据对账索引的响应消息元素属性

元素路径	基数	约束	数据类型	元素说明
response_biz	1..1	M	Any	响应业务参数体
response_biz/check_serial	1..1	M	String	对账流水号
response _ biz/index _ amount _receive	1..1	M	Number	接收索引数量

3. 数据对账结果通知

（1）请求消息

家庭医生团队成员数据对账结果通知的请求消息元素属性如表 13.13 所示。

表 13.13　家庭医生团队成员数据对账结果通知的请求消息元素属性

元素路径	基数	约束	数据类型	元素说明
request_biz	1..1	M	Any	请求业务参数体
request_biz/data_date	1..1	M	Date	数据上传日期。发起对账时的前一天，表示格式 D8，YYYYMMDD 格式
request_biz/check_serial	1..1	M	String	对账流水号。同对账索引上传时的对账流水号。一次对账结果分多个批次请求时，每次请求的对账流水号相同
request_biz/index_amount	1..1	M	Number	索引数量。发起对账时的前一天应上传的数据数量
request _ biz/index _ amount _miss	1..1	M	Number	缺失索引数量

元素路径	基数	约束	数据类型	元素说明
request_biz/batch_amount	1..1	M	Number	批次数量。缺失索引数量超过10000时需分为多个批次通知,例如缺失索引数量为25000时,批次数量应不少于3
request_biz/batch_sequence	1..1	M	Number	当前批次顺序号。从1开始,最大不超过批次数量
request_biz/batch_index_list	1..1	M	List	当前批次缺失索引列表
request_biz/batch_index_list/index	1..*	M	Any	索引参数体
request_biz/batch_index_list/index/sfzjhm	1..1	M	String	身份证件号码

(2)响应消息

家庭医生团队成员数据对账结果通知的响应消息元素属性如表13.14所示。

表13.14　家庭医生团队成员数据对账结果通知的响应消息元素属性

元素路径	基数	约束	数据类型	元素说明
response_biz	1..1	M	Any	响应业务参数体
response_biz/receive_time	1..1	M	String	对账结果通知接收时间。表示格式DT14,YYYYMMDDhhmmss格式

13.3 消息示例

本节描述的消息示例为加密前的原始明文,非传输时接口接收和应答的报文示例。

——发送请求时应使用约定的加密算法和密钥对明文消息进行加密,得到加密报文。

——接收应答时应使用约定的加密算法和密钥对加密报文进行解密,得到明文消息。

13.3.1 家庭医生签约记录

1. 数据上传和更新

(1)请求消息示例

```
<request_biz>
    <tyshxydm>统一社会信用代码</tyshxydm>
    <yljgdm>签约机构代码</yljgdm>
    <yljgmc>签约机构名称</yljgmc>
    <yqdm>院区代码</yqdm>
    <yqmc>院区名称</yqmc>
    <yljgybdm>签约机构医保代码</yljgybdm>
    <qybs>签约标识</qybs>
    <sfzjlbdm>身份证件类别代码</sfzjlbdm>
    <sfzjhm>身份证件号码</sfzjhm>
    <jmxm>居民姓名</jmxm>
    <xbdm>性别代码</xbdm>
    <csrq>出生日期</csrq>
    <dhhm>电话号码</dhhm>
    <xzqhdm>常住地址－行政区划代码</xzqhdm>
    <czdz>常住地址－详细地址</czdz>
    <glztdm>管理状态代码</glztdm>
    <qyyssfzjhm>签约医生身份证件号码</qyyssfzjhm>
    <qyysybdm>签约医生医保代码</qyysybdm>
    <qyysxm>签约医生姓名</qyysxm>
    <qyysdhhm>签约医生电话号码</qyysdhhm>
    <fwtcmc>服务套餐名称</fwtcmc>
    <fwtcnr>服务套餐内容</fwtcnr>
    <fwsxksrq>服务生效开始日期</fwsxksrq>
    <fwsxjsrq>服务生效结束日期</fwsxjsrq>
    <qyjbrxm>签约经办人姓名</qyjbrxm>
    <qyrq>签约日期</qyrq>
    <jyrq>解约日期</jyrq>
    <ybyhbz>医保优惠标志</ybyhbz>
    <dadysqbz>档案调阅授权标志</dadysqbz>
    <scbz>删除标志</scbz>
</request_biz>
```

（2）响应消息示例

```
<response_biz>
    <qybs>签约标识</qybs>
    <load_time>存储时间</load_time>
</response_biz>
```

2. 数据对账

（1）请求消息示例

```
<request_biz>
    <data_date>数据上传日期</data_date>
    <check_serial>对账流水号</check_serial>
    <index_amount>索引数量</index_amount>
    <batch_amount>批次数量</batch_amount>
    <batch_sequence>当前批次顺序号</batch_sequence>
    <batch_index_amount>当前批次索引数量</batch_index_amount>
    <batch_index_list>
        <index>
            <qybs>签约标识</qybs>
        </index>
        <index>
            <qybs>签约标识</qybs>
        </index>
    </batch_index_list>
</request_biz>
```

（2）响应消息示例

```
<response_biz>
    <check_serial>对账流水号</check_serial>
    <index_amount_receive>接收索引数量</index_amount_receive>
</response_biz>
```

3. 数据对账结果通知

（1）请求消息示例

```
<request_biz>
    <data_date>数据上传日期</data_date>
    <check_serial>对账流水号</check_serial>
    <index_amount>索引数量</index_amount>
    <index_amount_miss>缺失索引数量</index_amount_miss>
    <batch_amount>批次数量</batch_amount>
    <batch_sequence>当前批次顺序号</batch_sequence>
    <batch_index_list>
        <index>
            <qybs>签约标识</qybs>
        </index>
        <index>
            <qybs>签约标识</qybs>
        </index>
    </batch_index_list>
</request_biz>
```

（2）响应消息示例

```
<response_biz>
    <receive_time>对账结果通知接收时间</receive_time>
</response_biz>
```

13.3.2 家庭医生团队成员

1. 数据上传和更新

（1）请求消息示例

```
<request_biz>
    <tyshxydm>统一社会信用代码</tyshxydm>
    <yljgdm>签约机构代码</yljgdm>
    <yljgmc>签约机构名称</yljgmc>
    <yqdm>院区代码</yqdm>
    <yqmc>院区名称</yqmc>
```

```
<sfzjlbdm>身份证件类别代码</sfzjlbdm>
    <sfzjhm>身份证件号码</sfzjhm>
    <cyxm>成员姓名</cyxm>
    <xbdm>性别代码</xbdm>
    <csrq>出生日期</csrq>
    <dhhm>电话号码</dhhm>
    <jslbdm>角色类别代码</jslbdm>
    <zzztdm>在职状态代码</zzztdm>
    <qyzzbz>签约资质标志</qyzzbz>
    <cyxxwhrqsj>成员信息维护日期时间</cyxxwhrqsj>
    <scbz>删除标志</scbz>
</request_biz>
```

（2）响应消息示例

```
<response_biz>
    <sfzjhm>身份证件号码</sfzjhm>
    <load_time>存储时间</load_time>
</response_biz>
```

2. 数据对账

（1）请求消息示例

```
<request_biz>
    <data_date>数据上传日期</data_date>
    <check_serial>对账流水号</check_serial>
    <index_amount>索引数量</index_amount>
    <batch_amount>批次数量</batch_amount>
    <batch_sequence>当前批次顺序号</batch_sequence>
    <batch_index_amount>当前批次索引数量</batch_index_amount>
    <batch_index_list>
        <index>
            <sfzjhm>身份证件号码</sfzjhm>
        </index>
        <index>
            <sfzjhm>身份证件号码</sfzjhm>
```

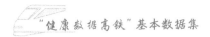

```
          </index>
       </batch_index_list>
</request_biz>
```

（2）响应消息示例

```
<response_biz>
    <check_serial>对账流水号</check_serial>
    <index_amount_receive>接收索引数量</index_amount_receive>
</response_biz>
```

3. 数据对账结果通知

（1）请求消息示例

```
<request_biz>
    <data_date>数据上传日期</data_date>
    <check_serial>对账流水号</check_serial>
    <index_amount>索引数量</index_amount>
    <index_amount_miss>缺失索引数量</index_amount_miss>
    <batch_amount>批次数量</batch_amount>
    <batch_sequence>当前批次顺序号</batch_sequence>
    <batch_index_list>
        <index>
            <sfzjhm>身份证件号码</sfzjhm>
        </index>
        <index>
            <sfzjhm>身份证件号码</sfzjhm>
        </index>
    </batch_index_list>
</request_biz>
```

（2）响应消息示例

```
<response_biz>
    <receive_time>对账结果通知接收时间</receive_time>
</response_biz>
```

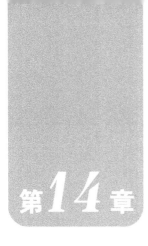

第14章　数据元值域代码

本章规定了"健康数据高铁"数据集的数据元值域代码,适用于"健康数据高铁"数据的传输和存储。

14.1　国家标准代码

14.1.1　人的性别代码

根据 GB/T 2261.1—2003《个人基本信息分类与代码　第 1 部分:人的性别代码》,人的性别代码采用顺序码,用一位数字表示(见表 14.1)。

表 14.1　人的性别代码

值	值含义	说明
0	未知的性别	
1	男性	
2	女性	
9	未说明的性别	

14.1.2　婚姻状况代码

根据 GB/T 2261.2—2003《个人基本信息分类与代码　第 2 部分:婚姻状况代码》,婚姻状况代码采用层次码,用两位数字表示,第一位数字表示大类,第二位数字表示小类(见表 14.2)。

表 14.2　婚姻状况代码

值	值含义	说明
10	未婚	
20	已婚	
21	初婚	
22	再婚	
23	复婚	
30	丧偶	
40	离婚	
90	未说明的婚姻状况	

14.1.3　从业状况(个人身份)代码

根据 GB/T 2261.4—2003《个人基本信息分类与代码　第 4 部分:从业状况(个人身份)代码》,从业状况(个人身份)代码采用顺序码,用两位数字表示(见表14.3)。

表 14.3　从业状况(个人身份)代码

值	值含义	说明
11	国家公务员	包括参照、依照公务员管理的人员
13	专业技术人员	
17	职员	
21	企业管理人员	
24	工人	
27	农民	
31	学生	
37	现役军人	
51	自由职业者	
54	个体经营者	
70	无业人员	
80	退(离)休人员	
90	其他	

14.1.4　世界各国和地区名称代码

根据 GB/T 2659—2000《世界各国和地区名称代码》,世界各国和地区名称代码由三位数字构成,从 000 到 999,适用于国内外信息处理与交换(见表 14.4)。

表 14.4　世界各国和地区名称代码

值	值含义	说明
004	阿富汗	
008	阿尔巴尼亚	
010	南极洲	
012	阿尔及利亚	
016	美属萨摩亚	
020	安道尔	
024	安哥拉	
028	安提瓜和巴布达	
031	阿塞拜疆	
032	阿根廷	
036	澳大利亚	
040	奥地利	
044	巴哈马	
048	巴林	
050	孟加拉国	
051	亚美尼亚	
052	巴巴多斯	
056	比利时	
060	百慕大	
064	不丹	
068	玻利维亚	
070	波黑	
072	博茨瓦纳	
074	布维岛	
076	巴西	

续表

值	值含义	说明
084	伯利兹	
086	英属印度洋领地	
090	所罗门群岛	
092	英属维尔京群岛	
096	文莱	
100	保加利亚	
104	缅甸	
108	布隆迪	
112	白俄罗斯	
116	柬埔寨	
120	喀麦隆	
124	加拿大	
132	佛得角	
136	开曼群岛	
140	中非	
144	斯里兰卡	
148	乍得	
152	智利	
156	中国	
158	中国台湾	
162	圣诞岛	
166	科科斯(基林)群岛	
170	哥伦比亚	
174	科摩罗	
175	马约特	
178	刚果(布)	
180	刚果(金)	
184	库克群岛	
188	哥斯达黎加	

续表

值	值含义	说明
191	克罗地亚	
192	古巴	
196	塞浦路斯	
203	捷克	
204	贝宁	
208	丹麦	
212	多米尼克	
214	多米尼加	
218	厄瓜多尔	
222	萨尔瓦多	
226	赤道几内亚	
231	埃塞俄比亚	
232	厄立特里亚	
233	爱沙尼亚	
234	法罗群岛	
238	马尔维纳斯群岛(福克兰群岛)	
239	南乔治亚岛和南桑德韦奇岛	
242	斐济	
246	芬兰	
250	法国	
254	法属圭亚那	
258	法属波利尼西亚	
260	法属南部领地	
262	吉布提	
266	加蓬	
268	格鲁吉亚	
270	冈比亚	
275	巴勒斯坦	
276	德国	

续表

值	值含义	说明
288	加纳	
292	直布罗陀	
296	基里巴斯	
300	希腊	
304	格陵兰	
308	格林纳达	
312	瓜德罗普	
316	关岛	
320	危地马拉	
324	几内亚	
328	圭亚那	
332	海地	
334	赫德岛和麦克唐纳岛	
336	梵蒂冈	
340	洪都拉斯	
344	中国香港	
348	匈牙利	
352	冰岛	
356	印度	
360	印度尼西亚	
364	伊朗	
368	伊拉克	
372	爱尔兰	
376	以色列	
380	意大利	
384	科特迪瓦	
388	牙买加	
392	日本	
398	哈萨克斯坦	

续表

值	值含义	说明
400	约旦	
404	肯尼亚	
408	朝鲜	
410	韩国	
414	科威特	
417	吉尔吉斯斯坦	
418	老挝	
422	黎巴嫩	
426	莱索托	
428	拉脱维亚	
430	利比里亚	
434	利比亚	
438	列支敦士登	
440	立陶宛	
442	卢森堡	
446	中国澳门	
450	马达加斯加	
454	马拉维	
458	马来西亚	
462	马尔代夫	
466	马里	
470	马耳他	
474	马提尼克	
478	毛里塔尼亚	
480	毛里求斯	
484	墨西哥	
492	摩纳哥	
496	蒙古	
498	摩尔多瓦	

续表

值	值含义	说明
500	蒙特塞拉特	
504	摩洛哥	
508	莫桑比克	
512	阿曼	
516	纳米比亚	
520	瑙鲁	
524	尼泊尔	
528	荷兰	
530	荷属安的列斯	
533	阿鲁巴	
540	新喀里多尼亚	
548	瓦努阿图	
554	新西兰	
558	尼加拉瓜	
562	尼日尔	
566	尼日利亚	
570	纽埃	
574	诺福克岛	
578	挪威	
580	北马里亚纳	
581	美国本土外小岛屿	
583	密克罗尼西亚联邦	
584	马绍尔群岛	
585	帕劳	
586	巴基斯坦	
591	巴拿马	
598	巴布亚新几内亚	
600	巴拉圭	
604	秘鲁	

续表

值	值含义	说明
608	菲律宾	
612	皮特凯恩	
616	波兰	
620	葡萄牙	
624	几内亚比绍	
626	东帝汶	
630	波多黎各	
634	卡塔尔	
638	留尼汪	
642	罗马尼亚	
643	俄罗斯联邦	
646	卢旺达	
654	圣赫勒拿	
659	圣基茨和尼维斯	
660	安圭拉	
662	圣卢西亚	
666	圣皮埃尔和密克隆	
670	圣文森特和格林纳丁斯	
674	圣马力诺	
678	圣多美和普林西比	
682	沙特阿拉伯	
686	塞内加尔	
690	塞舌尔	
694	塞拉利昂	
702	新加坡	
703	斯洛伐克	
704	越南	
705	斯洛文尼亚	
706	索马里	

续表

值	值含义	说明
710	南非	
716	津巴布韦	
724	西班牙	
732	西撒哈拉	
736	苏丹	
740	苏里南	
744	斯瓦尔巴岛和扬马延岛	
748	斯威士兰	
752	瑞典	
756	瑞士	
760	叙利亚	
762	塔吉克斯坦	
764	泰国	
768	多哥	
772	托克劳	
776	汤加	
780	特立尼达和多巴哥	
784	阿联酋	
788	突尼斯	
792	土耳其	
795	土库曼斯坦	
796	特克斯和凯科斯群岛	
798	图瓦卢	
800	乌干达	
804	乌克兰	
807	前南马其顿	
818	埃及	
826	英国	
834	坦桑尼亚	

值	值含义	说明
840	美国	
850	美属维尔京群岛	
854	布基纳法索	
858	乌拉圭	
860	乌兹别克斯坦	
862	委内瑞拉	
876	瓦利斯和富图纳	
882	萨摩亚	
887	也门	
891	南斯拉夫	
894	赞比亚	

14.1.5　中国各民族名称代码

根据 GB/T 3304—1991《中国各名族名称的罗马字母拼写法和代码》,中国各民族名称代码采用顺序码(见表 14.5)。

表 14.5　中国各民族名称代码

值	值含义	说明
01	汉族	
02	蒙古族	
03	回族	
04	藏族	
05	维吾尔族	
06	苗族	
07	彝族	
08	壮族	
09	布依族	
10	朝鲜族	
11	满族	

续表

值	值含义	说明
12	侗族	
13	瑶族	
14	白族	
15	土家族	
16	哈尼族	
17	哈萨克族	
18	傣族	
19	黎族	
20	傈僳族	
21	佤族	
22	畲族	
23	高山族	
24	拉祜族	
25	水族	
26	东乡族	
27	纳西族	
28	景颇族	
29	柯尔克孜族	
30	土族	
31	达斡尔族	
32	仫佬族	
33	羌族	
34	布朗族	
35	撒拉族	
36	毛难族	
37	仡佬族	
38	锡伯族	
39	阿昌族	
40	普米族	

值	值含义	说明
41	塔吉克族	
42	怒族	
43	乌孜别克族	
44	俄罗斯族	
45	鄂温克族	
46	德昂族	
47	保安族	
48	裕固族	
49	京族	
50	塔塔尔族	
51	独龙族	
52	鄂伦春族	
53	赫哲族	
54	门巴族	
55	珞巴族	
56	基诺族	

14.1.6 学历代码

根据 GB/T 4658—2006《学历代码》,学历代码为层次码,用两位数字表示(见表 14.6)。

表 14.6 学历代码表

值	值含义	说明
10	研究生教育	
11	博士研究生毕业	
12	博士研究生结业	
13	博士研究生肄业	
14	硕士研究生毕业	
15	硕士研究生结业	

续表

值	值含义	说明
16	硕士研究生肄业	
17	研究生班毕业	
18	研究生班结业	
19	研究生班肄业	
20	大学本科教育	
21	大学本科毕业	
22	大学本科结业	
23	大学本科肄业	
28	大学普通班毕业	
30	大学专科教育	
31	大学专科毕业	
32	大学专科结业	
33	大学专科肄业	
40	中等职业教育	
41	中等专科毕业	
42	中等专科结业	
43	中等专科肄业	
44	职业高中毕业	
45	职业高中结业	
46	职业高中肄业	
47	技工学校毕业	
48	技工学校结业	
49	技工学校肄业	
60	普通高级中学教育	
61	普通高中毕业	
62	普通高中结业	
63	普通高中肄业	
70	初级中学教育	
71	初中毕业	

值	值含义	说明
73	初中肄业	
80	小学教育	
81	小学毕业	
83	小学肄业	
90	其他	

14.2　行业标准代码

14.2.1　身份证件类别代码

根据 WS/T 364.3—2023《卫生健康信息数据元值域代码　第 3 部分:人口学及社会经济学特征》,身份证件类别代码(CV02.01.101)规定了公民个人身份证件的代码。采用两位数字顺序代码,从"01"开始编码,按升序排列(见表 14.7)。

表 14.7　身份证件类别代码

值	值含义	说明
01	居民身份证	
02	居民户口簿	
03	护照	
04	军官证	
05	驾驶证	
06	港澳居民来往内地通行证	
07	台湾居民来往大陆通行证	
08	临时居民身份证	
99	其他法定有效证件	

14.2.2 病情转归代码

根据 WS/T 364.11—2023《卫生健康信息数据元值域代码 第 11 部分:医学评估》,病情转归代码(CV05.10.010)规定了在某一时间段内,评价患者病情变化情况的代码。采用 1 位数字顺序代码,从"1"开始编码,按升序排列(见表 14.8)。

表 14.8 病情转归代码表

值	值含义	说明
1	治愈	
2	好转	
3	稳定	
4	恶化	
5	死亡	
9	其他	

14.2.3 离院方式代码

根据 WS/T 364.12—2023《卫生健康信息数据元值域代码 第 12 部分:计划与干预》,离院方式代码(CV06.00.226)如表 14.9 所示。

表 14.9 离院方式代码

值	值含义	说明
1	医嘱离院	指患者本次治疗结束后,按照医嘱要求出院,回到住地进一步康复等情况
2	医嘱转院	指医疗卫生机构根据诊疗需要,将患者转往相应医疗卫生机构进一步诊治,用于统计"双向转诊"开展情况
3	医嘱转社区卫生服务机构/乡镇卫生院	指医疗卫生机构根据患者诊疗情况,将患者转往相应社区卫生服务机构进一步诊疗、康复,用于统计"双向转诊"开展情况
4	非医嘱离院	指患者未按照医嘱要求而自动离院,如:患者疾病需要住院治疗,但患者出于个人原因要求出院,此种出院并非由医务人员根据患者病情决定,属于非医嘱离院
5	死亡	指患者在住院期间死亡
9	其他	指除上述 5 种出院去向之外的其他情况

14.2.4　入院途径代码

根据 WS/T 364.17—2023《卫生健康信息数据元值域代码　第 17 部分：卫生健康管理》，入院途径代码（CV09.00.403）如表 14.10 所示。

表 14.10　入院途径代码

值	值含义	说明
1	门诊	
2	急诊	
3	其他医疗卫生机构转入	
9	其他	

14.3　扩展标准代码

14.3.1　科室代码

科室代码（CVX—KSDM）如表 14.11 所示。

表 14.11　科室代码

值	值含义	说明
01.	预防保健科	
02.	全科医疗科	
03.	内科	
03.01	呼吸内科专业	
03.02	消化内科专业	
03.03	神经内科专业	
03.04	心血管内科专业	
03.05	血液内科专业	
03.06	肾病学专业	
03.07	内分泌专业	
03.08	免疫学专业	
03.09	变态反应专业	

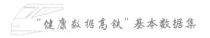

续表

值	值含义	说明
03.10	老年病专业	
03.11	其他内科专业	
04.	外科	
04.01	普通外科专业	
04.01.01	肝脏移植项目	
04.01.02	胰腺移植项目	
04.01.03	小肠移植项目	
04.02	神经外科专业	
04.03	骨科专业	
04.04	泌尿外科专业	
04.04.01	肾脏移植项目	
04.05	胸外科专业	
04.05.01	肺脏移植项目	
04.06	心脏大血管外科专业	
04.06.01	心脏移植项目	
04.07	烧伤科专业	
04.08	整形外科专业	
04.09	其他外科专业	
05.	妇产科	
05.01	妇科专业	
05.02	产科专业	
05.03	计划生育专业	
05.04	优生学专业	
05.05	生育健康与不育症专业	
05.06	其他妇产科专业	
06.	妇女保健科	
06.01	青春期保健科	
06.02	围产期保健科	
06.03	更年期保健科	

值	值含义	说明
06.04	妇女心理卫生专业	
06.05	妇女营养卫生专业	
06.06	其他妇女保健科专业	
07.	儿科	
07.01	新生儿专业	
07.02	小儿传染病专业	
07.03	小儿消化专业	
07.04	小儿呼吸专业	
07.05	小儿心脏病专业	
07.06	小儿肾病专业	
07.07	小儿血液病专业	
07.08	小儿神经病学专业	
07.09	小儿内分泌专业	
07.10	小儿遗传病专业	
07.11	小儿免疫专业	
07.12	其他儿科专业	
08.	小儿外科	
08.01	小儿普通外科专业	
08.02	小儿骨科专业	
08.03	小儿泌尿外科专业	
08.04	小儿胸心外科专业	
08.05	小儿神经外科专业	
08.06	其他小儿外科专业	
09.	儿童保健科	
09.01	儿童生长发育专业	
09.02	儿童营养专业	
09.03	儿童心理卫生专业	
09.04	儿童五官保健专业	
09.05	儿童康复专业	

续表

值	值含义	说明
09.06	其他儿童保健科专业	
10.	眼科	
11.	耳鼻咽喉科	
11.01	耳科专业	
11.02	鼻科专业	
11.03	咽喉科专业	
11.04	其他耳鼻咽喉科专业	
12.	口腔科	
12.01	牙体牙髓病专业	
12.02	牙周病专业	
12.03	口腔粘膜病专业	
12.04	儿童口腔专业	
12.05	口腔颌面外科专业	
12.06	口腔修复专业	
12.07	口腔正畸专业	
12.08	口腔种植专业	
12.09	口腔麻醉专业	
12.10	口腔颌面医学影像专业	
12.11	口腔病理专业	
12.12	预防口腔专业	
12.13	其他口腔科专业	
13.	皮肤科	
13.01	皮肤病专业	
13.02	性传播疾病专业	
13.03	其他皮肤科专业	
14.	医疗美容科	
14.01	美容外科	
14.02	美容牙科	
14.03	美容皮肤科	

续表

值	值含义	说明
14.04	美容中医科	
15.	精神科	
15.01	精神病专业	
15.02	精神卫生专业	
15.03	药物依赖专业	
15.04	精神康复专业	
15.05	社区防治专业	
15.06	临床心理专业	
15.07	司法精神专业	
15.08	其他精神科专业	
16.	传染科	
16.01	肠道传染病专业	
16.02	呼吸道传染病专业	
16.03	肝炎专业	
16.04	虫媒传染病专业	
16.05	动物源性传染病专业	
16.06	蠕虫病专业	
16.07	其他传染科专业	
17.	结核病科	
18.	地方病科	
19.	肿瘤科	
20.	急诊医学科	
21.	康复医学科	
22.	运动医学科	
23.	职业病科	
23.01	职业中毒专业	
23.02	肺尘埃沉着病专业	
23.03	放射病专业	
23.04	物理因素损伤专业	

续表

值	值含义	说明
23.05	职业健康监护专业	
23.06	其他职业病科专业	
24.	临终关怀科	
25.	特种医学与军事医学科	
26.	麻醉科	
27.	疼痛科	
28.	重症医学科	
30.	医学检验科	
30.01	临床体液、血液学专业	
30.02	临床微生物学专业	
30.03	临床化学检验专业	
30.04	临床免疫、血清学专业	
30.05	临床细胞分子遗传学专业	
30.06	其他医学检验科专业	
31.	病理科	
32.	医学影像科	
32.01	X线诊断专业	
32.02	CT诊断专业	
32.03	磁共振成像诊断专业	
32.04	核医学专业	
32.05	超声诊断专业	
32.06	心电诊断专业	
32.07	脑电及脑血流图诊断专业	
32.08	神经肌肉电图专业	
32.09	介入放射学专业	
32.10	放射治疗专业	
32.11	其他医学影像科专业	
50.	中医科	
50.01	内科专业	

值	值含义	说明
50.02	外科专业	
50.03	妇产科专业	
50.04	儿科专业	
50.05	皮肤科专业	
50.06	眼科专业	
50.07	耳鼻咽喉科专业	
50.08	口腔科专业	
50.09	肿瘤科专业	
50.10	骨伤科专业	
50.11	肛肠科专业	
50.12	老年病科专业	
50.13	针灸科专业	
50.14	推拿科专业	
50.15	康复医学专业	
50.16	急诊科专业	
50.17	预防保健科专业	
50.18	其他中医科专业	
51.	民族医学科	
51.01	维吾尔医学	
51.02	藏医学	
51.03	蒙医学	
51.04	彝医学	
51.05	傣医学	
51.06	其他民族医学科专业	
52.	中西医结合科	

14.3.2 挂号方式代码

挂号方式代码(CVX—GHFSDM)如表 14.12 所示。

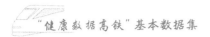

表 14.12　挂号方式代码

值	值含义	说明
1	窗口挂号	
2	自助机挂号	
3	电话挂号	
4	网络挂号	包括公众号、小程序、生活号、App（应用程序）、门户网站、挂号平台等
5	诊间挂号	
9	其他	

14.3.3　就诊事件代码

就诊事件代码（CVX—JZSJDM）如表 14.13 所示。

表 14.13　就诊事件代码

值	值含义	说明
110	取号事件	
120	签到事件	
200	接诊事件	
210	处方账单支付事件	
220	检查账单支付事件	
230	检验账单支付事件	
310	取药签到事件	
330	取药事件	
400	检查预约成功事件	
460	报告产生事件	
999	其他	

14.3.4　患者去向代码

患者去向代码（CVX—HZQXDM）如表 14.14 所示。

表 14.14　患者去向代码

值	值含义	说明
1	入院	
2	离院	
3	转院	
9	未知	

14.3.5　望诊—望神代码

望诊—望神代码(CVX—WZ—WSDM)适用于中医药数据传输。中医电子病历系统的设计研发,可酌情自行制定行业标准。

如表 14.15 所示,望诊—望神代码采用层次码,"1"代表望诊术语,"."表示分类层级,"."两边的术语是上下层关系。

代码末尾的"."表示该术语具有类目属性,一般不宜用于临床诊断。

表 14.15　望诊—望神代码

值	值含义	说明
1.01.	成人望神	
1.01.01	得神	
1.01.02	少神	
1.01.03	失神	
1.01.04	假神	
1.01.05	神乱	
1.01.99	其他成人望神	
1.02.	小儿望神	小儿专有
1.02.01	精神振作,二目有神,表情活泼,面色红润,呼吸调匀,反应敏捷	小儿专有
1.02.02	精神萎顿,二目无神,表情呆滞,面色晦暗,呼吸不匀,反应迟钝	小儿专有
1.02.99	其他小儿望神	小儿专有

14.3.6　望诊—望面色代码

望诊—望面色代码(CVX—WZ—WMSDM)适用于中医药数据传输。中医电子病历系统的设计研发,可酌情自行制定行业标准。

如表 14.16 所示,望诊—望面色代码采用层次码,"1"代表望诊术语,"."表示分类层级,"."两边的术语是上下层关系。

代码末尾的"."表示该术语具有类目属性,一般不宜用于临床诊断。

表 14.16 望诊—望面色代码

值	值含义	说明
1.03.	成人望面色	
1.03.01	红黄隐隐、明润含蓄	
1.03.02	满面通红	
1.03.03	两颧潮红	
1.03.04	嫩红如妆	
1.03.05	面色㿠白	
1.03.06	面色苍白	
1.03.07	淡白无华	
1.03.08	面色萎黄、枯槁无华	
1.03.09	面黄虚浮	
1.03.10	黄而鲜明	
1.03.11	黄而晦暗	
1.03.12	面色苍黄	
1.03.13	面色黎黑晦暗	
1.03.14	面色黑而干焦	
1.03.15	面色紫暗黎黑、伴有肌肤甲错	
1.03.16	眼眶周围发黑	
1.03.99	其他成人望面色	
1.04.	小儿望面色	小儿专有
1.04.01	面色微黄、红润有光泽	小儿专有
1.04.02	面色青	小儿专有
1.04.03	面色赤	小儿专有
1.04.04	面色黄	小儿专有
1.04.05	面色白	小儿专有
1.04.06	面色黑	小儿专有

值	值含义	说明
1.04.07	山根色青	小儿专有
1.04.99	其他小儿望面色	小儿专有

14.3.7 望诊—望形态代码

望诊—望形态代码(CVX—WZ—WXTDM)适用于中医药数据传输。中医电子病历系统的设计研发,可酌情自行制定行业标准。

如表14.17所示,望诊—望形态代码采用层次码,"1"代表望诊术语,"."表示分类层级,"."两边的术语是上下层关系。

代码末尾的"."表示该术语具有类目属性,一般不宜用于临床诊断。

表14.17 望诊—望形态代码表

值	值含义	说明
1.05.	成人望形态	
1.05.01	胖	
1.05.02	瘦	
1.05.03	弱	
1.05.04	强	
1.05.99	其他成人望形态	
1.06.	小儿望形态	小儿专有
1.06.01	姿态活泼	小儿专有
1.06.02	坐卧不宁	小儿专有
1.06.03	嗜卧少坐,懒动无力	小儿专有
1.06.04	仰卧伸足,揭衣弃被	小儿专有
1.06.05	动作不遂,瘫痪不用	小儿专有
1.06.06	关节肿胀,屈伸不利	小儿专有
1.06.07	喜俯卧	小儿专有
1.06.08	喜蜷卧	小儿专有
1.06.09	颈项强直,手指开合,四肢拘急抽搐,角弓反张	小儿专有
1.06.10	翻滚不安,呼叫哭吵,两手捧腹	小儿专有

续表

值	值含义	说明
1.06.11	端坐喘促,痰鸣哮吼	小儿专有
1.06.12	咳逆鼻扇,胁肋凹陷如坑,呼吸急促	小儿专有
1.06.99	其他小儿望形态	小儿专有

14.3.8　望诊—望小儿胸腹代码

望诊—望小儿胸腹代码(CVX—WZ—WXEXFDM)适用于中医药数据传输。中医电子病历系统的设计研发,可酌情自行制定行业标准。

如表 14.18 所示,望诊—望小儿胸腹代码采用层次码,"1"代表望诊术语,"."表示分类层级,"."两边的术语是上下层关系。

代码末尾的"."表示该术语具有类目属性,一般不宜用于临床诊断。

表 14.18　望诊—望小儿胸腹代码表

值	值含义	说明
1.07.01.	胸部	
1.07.01.01	肋骨外翻	
1.07.01.02	胸廓高耸形如鸡胸	
1.07.03.	腹部	
1.07.03.01	腹凹如舟	
1.07.03.02	腹部膨大,肢体瘦弱,发稀,额上青筋	
1.07.99	其他	

14.3.9　望诊—望头颅五官九窍代码

望诊—望头颅五官九窍代码(CVX—WZ—WTLWGJQDM)适用于中医药数据传输。中医电子病历系统的设计研发,可酌情自行制定行业标准。

如表 14.19 所示,望诊—望头颅五官九窍代码采用层次码,"1"代表望诊术语,"."表示分类层级,"."两边的术语是上下层关系。

代码末尾的"."表示该术语具有类目属性,一般不宜用于临床诊断。

表 14.19　望诊—望头颅五官九窍代码表

值	值含义	说明
1.09.	成人望头颅五官九窍	
1.09.01.	头面	
1.09.01.01.	头形	
1.09.01.01.01	头形过小	
1.09.01.01.02	头形过大	
1.09.01.01.03	方颅	
1.09.01.03.	动态	
1.09.01.03.01	头摇	
1.09.01.05.	囟门	
1.09.01.05.01	囟门高突	
1.09.01.05.02	囟门下陷	
1.09.01.05.03	解颅	
1.09.01.07.	面形	
1.09.01.07.01	面肿	
1.09.01.07.02	腮肿	
1.09.01.07.03	面削颧耸	
1.09.01.07.04	口眼歪斜	
1.09.01.07.05	苦笑貌	
1.09.01.07.06	头发黑密	
1.09.01.07.07	头发稀枯	
1.09.01.07.08	枕秃	
1.09.03.	颈项	
1.09.03.01	瘿瘤	
1.09.03.02	瘰疬	
1.09.03.03	项强	
1.09.03.04	项软	
1.09.03.05	颈脉怒张	
1.09.05.	目	
1.09.05.01.	目色	

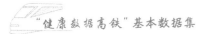

续表

值	值含义	说明
1.09.05.01.01	目赤	
1.09.05.01.02	白睛发黄	成人、小儿共有
1.09.05.01.03	目眦淡白	
1.09.05.01.04	目胞色黑晦暗	
1.09.05.01.05	黑睛灰白混浊	
1.09.05.03.	目形	
1.09.05.03.01	胞睑肿胀	成人、小儿共有
1.09.05.03.02	眼窝凹陷	
1.09.05.03.03	眼球突出	
1.09.05.05.	目态	
1.09.05.05.01	瞳孔缩小	
1.09.05.05.02	瞳孔散大	
1.09.05.05.03	目睛凝视	
1.09.05.05.04	嗜睡露睛	
1.09.05.05.05	胞睑下垂	
1.09.07.	耳	
1.09.07.01.	色泽	
1.09.07.01.01	耳润	
1.09.07.01.02	耳枯	
1.09.07.01.03	耳色黑	
1.09.07.01.04	耳色白	
1.09.07.01.05	耳色红	
1.09.07.03.	形态	
1.09.07.03.01	耳背红络	
1.09.07.03.02	耳厚而大	
1.09.07.03.03	耳薄而小	
1.09.07.03.04	耳轮甲错	
1.09.07.03.05	耳痔	
1.09.07.03.06	耳蕈	

值	值含义	说明
1.09.07.03.07	耳挺	
1.09.07.05.	耳道分泌物	
1.09.07.05.01	耵聍	
1.09.07.05.02	脓耳	
1.09.09.	齿龈	
1.09.09.01	牙齿洁白润泽而坚固	
1.09.09.02	牙齿干燥	
1.09.09.03	牙齿光燥如石	
1.09.09.04	牙齿燥如枯骨	
1.09.09.05	牙齿枯黄脱落	
1.09.09.06	牙关紧急	
1.09.09.07	磨牙	
1.09.09.08	牙龈淡红而润泽	
1.09.09.09	牙龈淡白	成人、小儿共有
1.09.09.10	牙龈红肿疼痛	
1.09.09.11	牙宣	
1.09.09.12	牙疳	
1.09.09.13	齿衄	
1.09.09.14	牙齿龋洞	
1.09.09.15	睡中啮齿	
1.09.09.16	齿缝出血	
1.09.09.17	龈肉萎缩	
1.09.09.18	齿龈溃烂、流腐肉血水	
1.09.11.	鼻	
1.09.11.01.	鼻之色泽	
1.09.11.01.01	鼻端微黄明润	
1.09.11.01.02	鼻端晦暗枯槁	
1.09.11.01.03	鼻端色白	
1.09.11.01.04	鼻端色赤	

续表

值	值含义	说明
1.09.11.01.05	鼻端色黄	
1.09.11.01.06	鼻端色青	
1.09.11.01.07	鼻根青筋	
1.09.11.03.	鼻之形态	
1.09.11.03.01	鼻头肿胀	
1.09.11.03.02	鼻柱溃陷	
1.09.11.03.03	鼻翼扇动	
1.09.11.03.04	鼻息肉	
1.09.11.03.05	酒渣鼻	
1.09.11.03.06	鼻肿生疮	
1.09.13.	口唇	
1.09.13.01.	唇色	
1.09.13.01.01	口唇红润	
1.09.13.01.02	口唇淡白	成人、小儿共有
1.09.13.01.03	口唇深红	
1.09.13.01.04	口唇青黑	
1.09.13.03.	形态变化	
1.09.13.03.01	口唇干裂	
1.09.13.03.02	口闭不开	
1.09.13.03.03	口糜	
1.09.13.03.04	口唇发痒	
1.09.13.03.05	鹅口疮	
1.09.13.03.06	口张	
1.09.13.03.07	口噤	
1.09.13.03.08	口撮	
1.09.13.03.09	口僻	
1.09.13.03.10	口振	
1.09.13.03.11	口动	
1.09.15.	咽喉	

值	值含义	说明
1.09.15.01	咽喉红肿	成人、小儿共有
1.09.15.02	咽喉溃烂	
1.09.15.03	咽喉伪膜	
1.09.15.04	咽喉成脓	
1.09.17.	前阴	
1.09.17.01	阴茎赘生物	
1.09.17.02	阴茎溃疡	
1.09.17.03	阴囊肿胀	
1.09.17.04	阴部湿疹	
1.09.17.05	阴缩	
1.09.17.06	阴挺	
1.09.17.07	包皮过长	
1.09.17.08	包茎	
1.09.17.09	生殖器发育异常	
1.09.17.10	包皮龟头红肿	
1.09.17.11	阴茎显露不良	
1.09.17.12	阴囊迂曲血管显露	
1.09.17.13	尿道口红肿	
1.09.17.14	尿道口异常分泌物	
1.09.17.15	阴道口异常分泌物	
1.09.17.16	阴道口红肿	
1.09.17.17	阴唇红肿	
1.09.17.18	前阴生疮	
1.09.19.	后阴	
1.09.19.01	肛裂	
1.09.19.02	痔疮	
1.09.19.03	肛瘘	
1.09.19.04	脱肛	
1.09.19.05	肛痈	

续表

值	值含义	说明
1.09.99	其他成人望头颅五官九窍	
1.10.	小儿望头颅五官九窍	小儿专有
1.10.01	发育正常、筋骨强健、肌丰肤润、毛发黑泽	小儿专有
1.10.03.	头面	小儿专有
1.10.03.01.	头颅	小儿专有
1.10.03.01.01	头小顶尖,颅缝闭合过早	小儿专有
1.10.03.01.02	头方发稀,囟门宽大,当闭不闭	小儿专有
1.10.03.01.03	头大颌缩,前囟宽大,头缝开解,目睛下垂	小儿专有
1.10.03.01.04	前囟及眼窝凹陷,皮肤干燥	小儿专有
1.10.03.03.	头发	小儿专有
1.10.03.03.01	头发稀细,色枯无泽	小儿专有
1.10.03.03.02	发细结穗,色黄不荣	小儿专有
1.10.03.03.03	枕部头发脱落	小儿专有
1.10.03.03.04	头发脱落成片,界限分明	小儿专有
1.10.03.05.	颜面	小儿专有
1.10.03.05.01	面容瘦削,气色不华	小儿专有
1.10.03.05.02	面部浮肿,脸肿如蚕	小儿专有
1.10.03.05.03	耳下腮部肿胀	小儿专有
1.10.03.05.04	颌下肿胀热痛	小儿专有
1.10.03.05.05	五官不正,眼距缩小,鼻梁扁平,口张舌伸	小儿专有
1.10.03.05.06	口角歪斜,眼睑不合,偏侧流涎,表情不对称	小儿专有
1.10.03.05.07	面呈苦笑貌	小儿专有
1.10.03.05.08	面肌抽搐	小儿专有
1.10.03.05.09	面部表情异常,或眨眼,或咧嘴,或呲牙,或多咽	小儿专有
1.10.05.	目	小儿专有
1.10.05.01	黑睛等圆,目珠灵活,目光有神,开阖自如	小儿专有
1.10.05.02	胞睑肿胀	成人、小儿共有
1.10.05.03	眼睑开阖无力	小儿专有
1.10.05.04	寐时眼睑张开而不闭	小儿专有

值	值含义	说明
1.10.05.05	平时眼睑不能闭	小儿专有
1.10.05.06	两目呆滞,转动迟钝	小儿专有
1.10.05.07	两目直视,瞪目不活	小儿专有
1.10.05.08	白睛发黄	成人、小儿共有
1.10.05.09	目赤肿痛	小儿专有
1.10.05.10	目眶凹陷,啼哭无泪	小儿专有
1.10.05.11	瞳孔缩小或不等或散大,对光无反应	小儿专有
1.10.07.	耳	小儿专有
1.10.07.01	耳壳丰厚,颜色红润	小儿专有
1.10.07.02	耳壳薄软,耳舟不清	小儿专有
1.10.07.03	耳内疼痛流脓	小儿专有
1.10.07.04	耳垂为中心的腮部漫肿疼痛	小儿专有
1.10.09.	齿龈	小儿专有
1.10.09.01	牙龈红肿,齿缝出血而疼痛	小儿专有
1.10.09.02	牙龈淡白	成人、小儿共有
1.10.09.03	牙龈淡红不肿而出血	小儿专有
1.10.09.04	牙齿萌出延迟	小儿专有
1.10.09.05	齿蚵龈痛	小儿专有
1.10.11.	鼻	小儿专有
1.10.11.01	呼吸通畅知香臭	小儿专有
1.10.11.02	鼻塞流清涕	小儿专有
1.10.11.03	鼻流黄浊涕	小儿专有
1.10.11.04	长期鼻流浊涕,气味腥臭	小儿专有
1.10.11.05	鼻孔干燥	小儿专有
1.10.11.06	鼻蚵鲜红	小儿专有
1.10.11.07	鼻翼扇动,伴气急喘促	小儿专有
1.10.11.08	鼻孔黑如烟煤而干	小儿专有
1.10.11.09	鼻准部出疹	小儿专有
1.10.13.	口唇	小儿专有

续表

值	值含义	说明
1.10.13.01	口唇润泽、口腔黏膜完整	小儿专有
1.10.13.02	口唇淡白	成人、小儿共有
1.10.13.03	唇色淡青	小儿专有
1.10.13.04	唇色红赤	小儿专有
1.10.13.05	唇色红紫	小儿专有
1.10.13.06	唇色樱红	小儿专有
1.10.13.07	唇白而肿	小儿专有
1.10.13.08	面颊潮红,唯口唇周围苍白	小儿专有
1.10.13.09	口腔破溃糜烂	小儿专有
1.10.13.10	口内白屑成片	小儿专有
1.10.13.11	两颊黏膜有针尖大小的白色小点,周围红晕	小儿专有
1.10.13.12	上下白齿间腮腺管口红肿如粟粒	小儿专有
1.10.15.	咽喉	小儿专有
1.10.15.01	咽喉红肿	成人、小儿共有
1.10.15.02	乳蛾肿痛	小儿专有
1.10.15.03	乳蛾红肿溢脓	小儿专有
1.10.15.04	乳蛾大而不红	小儿专有
1.10.15.05	咽痛微红,有灰白色假膜,不易拭去	小儿专有
1.10.15.06	咽部滤泡增生	小儿专有
1.10.15.07	咽部疱疹红赤	小儿专有
1.10.17.	前阴	小儿专有
1.10.17.01	阴囊紧缩,颜色沉着	小儿专有
1.10.17.02	阴囊松弛,颜色淡白	小儿专有
1.10.17.03	阴囊紧缩	小儿专有
1.10.17.04	阴囊弛纵不收	小儿专有
1.10.17.05	阴囊肿大透亮	小儿专有
1.10.17.06	阴囊中有物下坠,时大时小,上下可移	小儿专有
1.10.17.07	睾丸收引入腹	小儿专有
1.10.17.08	阴囊、阴茎均现水肿	小儿专有

值	值含义	说明
1.10.17.09	前阴部潮红灼热瘙痒	小儿专有
1.10.19.	后阴	小儿专有
1.10.19.01	肛门潮湿红痛	小儿专有
1.10.19.02	便后肛头脱出	小儿专有
1.10.19.03	肛门裂开出血	小儿专有
1.10.99	其他小儿望头颅五官九窍	小儿专有

14.3.10 望诊—望皮肤代码

望诊—望皮肤代码(CVX—WZ—WPFDM)适用于中医药数据传输。中医电子病历系统的设计研发,可酌情自行制定行业标准。

如表 14.20 所示,望诊—望皮肤代码采用层次码,"1"代表望诊术语,"."表示分类层级,"."两边的术语是上下层关系。

代码末尾的"."表示该术语具有类目属性,一般不宜用于临床诊断。

表 14.20　望诊—望皮肤代码

值	值含义	说明
1.11.	成人望皮肤	
1.11.01.	色泽	
1.11.01.01	皮毛润泽	
1.11.01.02	皮肤发黄	
1.11.01.03	皮肤发赤	
1.11.01.04	皮肤发黑	
1.11.03.	形态	
1.11.03.01	皮肤干枯	
1.11.03.02	肌肤甲错	
1.11.03.03	皮肤肿胀	
1.11.05.	皮肤病症	
1.11.05.01	斑	
1.11.05.02	疹	

续表

值	值含义	说明
1.11.05.03	水痘	
1.11.05.04	白痦	
1.11.05.05	热气疮	
1.11.05.06	缠腰火丹	
1.11.05.07	湿疹	
1.11.05.08	痱子	
1.11.05.09	痈	
1.11.05.10	疽	
1.11.05.11	疔	
1.11.05.12	疖	
1.11.05.13	痤疮	
1.11.05.14	皮肤白斑	
1.11.05.15	皮肤硬化	
1.11.99	其他成人望皮肤	
1.12.	小儿望皮肤	小儿专有
1.12.01	发热 3～4 天出疹,疹形细小,状如麻粒,口腔黏膜出现"麻疹黏膜斑"	小儿专有
1.12.02	若低热出疹,分布稀疏,色泽淡红,出没较快	小儿专有
1.12.03	发热三四天后热退疹出,疹细稠密,如玫瑰红色	小儿专有
1.12.04	壮热,肤布疹点,舌绛如草莓	小儿专有
1.12.05	斑丘疹大小不一,如云出没,瘙痒难忍	小儿专有
1.12.06	丘疹、疱疹、结痂并见,疱疹内有水液色清	小儿专有
1.12.07	疱疹主要见于手掌、足跖、口咽	小儿专有
1.12.08	疱疹多分布在手足心及肛周,疱壁厚	小儿专有
1.12.09	疱疹相对较大,疱液混浊,疱壁薄而易破,流出脓水	小儿专有
1.12.99	其他小儿望皮肤	小儿专有

14.3.11　望诊—望小儿食指络脉代码

望诊—望小儿食指络脉代码(CVX—WZ—WXESZLMDM)适用于中医药数

据传输。中医电子病历系统的设计研发,可酌情自行制定行业标准。

如表 14.21 所示,望诊—望小儿食指络脉代码采用层次码,"1"代表望诊术语,"."表示分类层级,"."两边的术语是上下层关系。

代码末尾的"."表示该术语具有类目属性,一般不宜用于临床诊断。

表 14.21　望诊—望小儿食指络脉代码表

值	值含义	说明
1.13.01.	浮沉	
1.13.01.01	不浮不露,粗细适中	
1.13.01.02	络脉浮露	
1.13.01.03	络脉沉滞	
1.13.03.	颜色	
1.13.03.01	纹色浅红,红黄相间	
1.13.03.02	络脉鲜红	
1.13.03.03	络脉紫红	
1.13.03.04	络脉青	
1.13.03.05	络脉淡白	
1.13.03.06	络脉紫黑	
1.13.05.	淡滞	
1.13.05.01	淡滞适中	
1.13.05.02	络脉色淡	
1.13.05.03	络脉色滞	
1.13.07.	三关	
1.13.07.01	隐露于风关之内	
1.13.07.02	络脉显于风关	
1.13.07.03	络脉显于气关	
1.13.07.04	络脉显于命关	
1.13.07.05	络脉透关射甲	
1.13.99	其他	

14.3.12　望诊—望排泄物与分泌物代码

望诊—望排泄物与分泌物代码(CVX—WZ—WPXWYFMWDM)适用于中医药数据传输。中医电子病历系统的设计研发,可酌情自行制定行业标准。

如表14.22所示,望诊—望排泄物与分泌物代码采用层次码,"1"代表望诊术语,"."表示分类层级,"."两边的术语是上下层关系。

代码末尾的"."表示该术语具有类目属性,一般不宜用于临床诊断。

表14.22　望诊—望排泄物与分泌物代码表

值	值含义	说明
1.15.01.	痰	
1.15.01.01	痰白清稀	
1.15.01.02	痰黄黏稠	
1.15.01.03	痰量少而黏	
1.15.01.04	痰白滑易咯出	
1.15.01.05	痰中带血	
1.15.01.06	咯吐脓血痰	
1.15.03.	涕	
1.15.03.01	鼻流清涕	
1.15.03.02	鼻流浊涕	
1.15.05.	涎唾	
1.15.05.01	口流清涎量多	
1.15.05.02	口中时吐黏涎	
1.15.05.03	口角流涎	
1.15.05.04	睡中流涎	
1.15.05.05	时时吐唾	
1.15.05.06	咳吐涎沫	
1.15.05.07	口流清涎	
1.15.05.08	多唾	
1.15.07.	呕吐物	
1.15.07.01	呕吐物清稀	
1.15.07.02	呕吐物酸臭	
1.15.07.03	呕吐清水痰涎	
1.15.07.04	呕吐不消化食物	
1.15.07.05	呕吐黄绿苦水	
1.15.07.06	呕吐鲜血	
1.15.99	其他	

14.3.13 望诊—望舌代码

望诊—望舌代码(CVX—WZ—SDM)适用于中医药数据传输。中医电子病历系统的设计研发,可酌情自行制定行业标准。

如表14.23所示,望诊—望舌代码采用层次码,"1"代表望诊术语,"."表示分类层级,"."两边的术语是上下层关系。

代码末尾的"."表示该术语具有类目属性,一般不宜用于临床诊断。

表 14.23 望诊—望舌代码表

值	值含义	说明
1.17.01.	舌神	成人、小儿共有
1.17.01.01	荣舌	成人、小儿共有
1.17.01.02	枯舌	成人、小儿共有
1.17.03.	舌色	成人、小儿共有
1.17.03.01	淡红	成人、小儿共有
1.17.03.02	淡白	成人、小儿共有
1.17.03.03	红	成人、小儿共有
1.17.03.04	绛	成人、小儿共有
1.17.03.05	紫	成人、小儿共有
1.17.03.06	青	成人、小儿共有
1.17.03.07	瘀点	成人、小儿共有
1.17.05.	舌形	成人、小儿共有
1.17.05.01	老舌	成人、小儿共有
1.17.05.02	嫩舌	成人、小儿共有
1.17.05.03	胖大	成人、小儿共有
1.17.05.04	肿胀	成人、小儿共有
1.17.05.05	瘦薄	成人、小儿共有
1.17.05.06	点刺	成人、小儿共有
1.17.05.07	裂纹	成人、小儿共有
1.17.05.08	光滑	成人、小儿共有
1.17.05.09	齿痕	成人、小儿共有
1.17.05.10	舌衄	成人、小儿共有

续表

值	值含义	说明
1.17.05.11	舌疮	成人、小儿共有
1.17.07.	舌态	成人、小儿共有
1.17.07.01	痿软	成人、小儿共有
1.17.07.02	强硬	成人、小儿共有
1.17.07.03	歪斜	成人、小儿共有
1.17.07.04	颤动	成人、小儿共有
1.17.07.05	吐弄	成人、小儿共有
1.17.07.06	短缩	成人、小儿共有
1.17.07.07	舌麻痹	成人、小儿共有
1.17.09.	舌下络脉	成人、小儿共有
1.17.09.01	舌下络脉正常	成人、小儿共有
1.17.09.02	舌下络脉曲张	成人、小儿共有
1.17.99	其他	成人、小儿共有

14.3.14　望诊—望苔代码

望诊—望苔代码(CVX—WZ—TDM)适用于中医药数据传输。中医电子病历系统的设计研发,可酌情自行制定行业标准。

如表 14.24 所示,望诊—望苔代码采用层次码,"1"代表望诊术语,"."表示分类层级,"."两边的术语是上下层关系。

代码末尾的"."表示该术语具有类目属性,一般不宜用于临床诊断。

表 14.24　望诊—望苔代码

值	值含义	说明
1.19.	成人望苔	
1.19.01.	苔色	
1.19.01.01	白苔	
1.19.01.02	黄苔	
1.19.01.03	灰苔	
1.19.01.04	黑苔	

值	值含义	说明
1.19.03.	苔质	
1.19.03.01	薄苔	
1.19.03.02	厚苔	成人、小儿共有
1.19.03.03	润苔	
1.19.03.04	燥苔	成人、小儿共有
1.19.03.05	腐苔	成人、小儿共有
1.19.03.06	腻苔	成人、小儿共有
1.19.03.07	剥苔	成人、小儿共有
1.19.03.08	偏苔	
1.19.03.09	全苔	
1.19.03.10	假苔	
1.19.99	其他成人望苔	
1.20.	小儿望苔	小儿专有
1.20.01	薄黄苔	小儿专有
1.20.02	薄白苔	小儿专有
1.20.03	剥苔	成人、小儿共有
1.20.04	腻苔	成人、小儿共有
1.20.05	地图舌	小儿专有
1.20.06	舌面光而无苔	小儿专有
1.20.07	腐苔	成人、小儿共有
1.20.08	苔少	小儿专有
1.20.09	燥苔	成人、小儿共有
1.20.10	厚苔	成人、小儿共有
1.20.11	黄腻	小儿专有
1.20.12	脓腐苔	小儿专有
1.20.13	浮垢苔	小儿专有
1.20.14	霉腐苔	小儿专有
1.20.99	其他小儿望苔	小儿专有

14.3.15 闻诊—听声音代码

闻诊—听声音代码(CVX—WZ—TSYDM)适用于中医药数据传输。中医电子病历系统的设计研发,可酌情自行制定行业标准。

如表14.25所示,闻诊—听声音代码采用层次码,"2"代表闻诊术语,"."表示分类层级,"."两边的术语是上下层关系。

代码末尾的"."表示该术语具有类目属性,一般不宜用于临床诊断。

表 14.25　闻诊—听声音代码

值	值含义	说明
2.01.01.	发声	
2.01.01.01	声亢有力	
2.01.01.02	声音重浊	
2.01.01.03	音哑	
2.01.01.04	失音	
2.01.01.05	呻吟不止	
2.01.01.06	语声低微	
2.01.01.07	沉默寡言	
2.01.03.	呕吐	
2.01.03.01	呕	
2.01.03.02	干呕	
2.01.03.03	吐	
2.01.05.	咳嗽	
2.01.05.01	咳声紧闭	
2.01.05.02	咳声清脆	
2.01.05.03	咳声不扬	
2.01.05.04	咳声低微	
2.01.07.	语言	
2.01.07.01	烦躁多言	
2.01.07.02	语言蹇涩	
2.01.07.03	自言自语	
2.01.07.04	谵语	

值	值含义	说明
2.01.07.05	郑声	
2.01.07.06	独语	
2.01.07.07	错语	
2.01.07.08	狂言	
2.01.07.09	语謇	
2.01.07.10	笑骂狂言	
2.01.09.	呼吸	
2.01.09.01	呼吸如常	
2.01.09.02	气喘	
2.01.09.03	哮	
2.01.09.04	短气	
2.01.09.05	少气	
2.01.09.06	鼻鼾	
2.01.11.	呃逆	
2.01.11.01	呃逆	
2.01.13.	肠鸣	
2.01.13.01	肠鸣	
2.01.15.	喷嚏	
2.01.15.01	喷嚏	
2.01.17.	太息	
2.01.17.01	太息	
2.01.19.	嗳气	
2.01.19.01	嗳气	
2.01.99	其他	

14.3.16　闻诊—嗅气味代码

闻诊—嗅气味代码(CVX—WZ—XQWDM)适用于中医药数据传输。中医电子病历系统的设计研发,可酌情自行制定行业标准。

如表 14.26 所示,闻诊—嗅气味代码采用层次码,"2"代表闻诊术语,"."表示分类层级,"."两边的术语是上下层关系。

代码末尾的"."表示该术语具有类目属性,一般不宜用于临床诊断。

表 14.26　闻诊—嗅气味代码

值	值含义	说明
2.03.01	口气	
2.03.02	汗气	
2.03.03	鼻臭	
2.03.04	身臭	
2.03.99	其他	

14.3.17　问诊—问寒热代码

问诊—问寒热代码(CVX—WZ—HRDM)适用于中医药数据传输。中医电子病历系统的设计研发,可酌情自行制定行业标准。

如表 14.27 所示,问诊—问寒热代码采用层次码,"3"代表问诊术语,"."表示分类层级,"."两边的术语是上下层关系。

代码末尾的"."表示该术语具有类目属性,一般不宜用于临床诊断。

表 14.27　问诊—问寒热代码

值	值含义	说明
3.01.01.	恶寒发热	
3.01.01.01	发热重恶寒轻	
3.01.01.02	恶寒重发热轻	
3.01.01.03	发热轻而恶风	
3.01.03.	但寒不热	
3.01.03.01	恶寒	
3.01.03.02	畏寒	
3.01.05.	但热不寒	
3.01.05.01	壮热	
3.01.05.02	潮热	
3.01.05.03	微热	
3.01.07.	寒热往来	
3.01.07.01	寒热往来	
3.01.99	其他	

14.3.18　问诊—问出汗代码

问诊—问出汗代码(CVX—WZ—CHDM)适用于中医药数据传输。中医电子病历系统的设计研发,可酌情自行制定行业标准。

如表14.28所示,问诊—问出汗代码采用层次码,"3"代表问诊术语,"."表示分类层级,"."两边的术语是上下层关系。

代码末尾的"."表示该术语具有类目属性,一般不宜用于临床诊断。

表14.28　问诊—问出汗代码

值	值含义	说明
3.03.01.	汗型	
3.03.01.01.	有汗无汗	
3.03.01.01.01	无汗	
3.03.01.01.02	有汗	
3.03.01.03.	特殊汗出	
3.03.01.03.01	自汗	
3.03.01.03.02	盗汗	
3.03.01.03.03	绝汗	
3.03.01.03.04	战汗	
3.03.01.03.05	黄汗	
3.03.03.	局部汗出	
3.03.03.01.01	头汗	
3.03.03.01.02	手足汗出	
3.03.03.01.03	心胸汗出	
3.03.03.01.04	半身汗出	
3.03.99	其他	

14.3.19　问诊—问头身代码

问诊—问头身代码(CVX—WZ—TSDM)适用于中医药数据传输。中医电子病历系统的设计研发,可酌情自行制定行业标准。

如表14.29所示,问诊—问头身代码采用层次码,"3"代表问诊术语,"."表示分类层级,"."两边的术语是上下层关系。

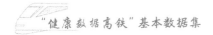

代码末尾的"."表示该术语具有类目属性,一般不宜用于临床诊断。

表 14.29　问诊—问头身代码

值	值含义	说明
3.05.01.	头	
3.05.01.01	头痛	
3.05.01.02	头晕	
3.05.03.	身	
3.05.03.01	身痛	
3.05.03.02	身重	
3.05.03.03	身痒	
3.05.03.04	四肢痛	
3.05.03.05	四肢沉重	
3.05.03.06	腰痛	
3.05.03.07	腰酸	
3.05.99	其他	

14.3.20　问诊—问胸胁脘腹代码

问诊—问胸胁脘腹代码(CVX—WZ—XXWFDM)适用于中医药数据传输。中医电子病历系统的设计研发,可酌情自行制定行业标准。

如表 14.30 所示,问诊—问胸胁脘腹代码采用层次码,"3"代表问诊术语,"."表示分类层级,"."两边的术语是上下层关系。

代码末尾的"."表示该术语具有类目属性,一般不宜用于临床诊断。

表 14.30　问诊—问胸胁脘腹代码

值	值含义	说明
3.07.01.	胸部	
3.07.01.01	胸部憋闷	
3.07.01.02	胸痛彻背、面色青灰	
3.07.01.03	胸痛、潮热、盗汗、咯痰带血	
3.07.01.04	胸闷咳喘、痰白量多	
3.07.01.05	胸痛身热、咳吐脓血	

值	值含义	说明
3.07.01.06	胸胁走窜、太息易怒	
3.07.01.07	胸部刺痛、固定不移	
3.07.01.08	胸满而不痛	
3.07.01.09	心悸	
3.07.03.	胁部	
3.07.03.01	胁胀痛、太息易怒	
3.07.03.02	胁肋灼痛、面红目赤	
3.07.03.03	胁肋胀痛、身目发黄	
3.07.03.04	胁部刺痛、固定不移	
3.07.03.05	肋间饱满、咳唾引痛	
3.07.03.06	胸胁苦满、往来寒热	
3.07.05.	胃脘	
3.07.05.01	脘痞	
3.07.05.02	胃脘冷痛	
3.07.05.03	胃脘灼痛	
3.07.05.04	胃脘胀痛	
3.07.05.05	胃中嘈杂	
3.07.05.06	胃脘隐痛	
3.07.07.	腹部	
3.07.07.01	大腹隐痛	
3.07.07.02	大腹胀痛	
3.07.07.03	少腹冷痛	
3.07.07.04	绕脐痛	
3.07.99	其他	

14.3.21　问诊—问耳目代码

问诊—问耳目代码(CVX—WZ—EMDM)适用于中医药数据传输。中医电子病历系统的设计研发,可酌情自行制定行业标准。

如表 14.31 所示,问诊—问耳目代码采用层次码,"3"代表问诊术语,"."表示分类层级,"."两边的术语是上下层关系。

代码末尾的"."表示该术语具有类目属性,一般不宜用于临床诊断。

表 14.31　问诊—问耳目代码

值	值含义	说明
3.09.01.	耳	
3.09.01.01	耳聪	
3.09.01.02	耳鸣	
3.09.01.03	耳聋	
3.09.01.04	重听	
3.09.03.	目	
3.09.03.01	目明	
3.09.03.02	目痛	.
3.09.03.03	目痒	
3.09.03.04	目眩	
3.09.03.05	目昏	
3.09.03.06	雀目	
3.09.03.07	歧视	
3.09.99	其他	

14.3.22　问诊—问饮食与口味代码

问诊—问饮食与口味代码(CVX—WZ—YSYKWDM)适用于中医药数据传输。中医电子病历系统的设计研发,可酌情自行制定行业标准。

如表 14.32 所示,问诊—问饮食与口味代码采用层次码,"3"代表问诊术语,"."表示分类层级,"."两边的术语是上下层关系。

代码末尾的"."表示该术语具有类目属性,一般不宜用于临床诊断。

表 14.32　问诊—问饮食与口味代码

值	值含义	说明
3.11.01.	饮食	
3.11.01.01.	口渴与饮水	
3.11.01.01.01	口不渴	

值	值含义	说明
3.11.01.01.02	口渴多饮	
3.11.01.01.03	渴不多饮	
3.11.01.03.	食欲与食量	
3.11.01.03.01	食欲正常	
3.11.01.03.02	食欲减退	
3.11.01.03.03	厌食	
3.11.01.03.04	消谷善饥	
3.11.01.03.05	饥不欲食	
3.11.01.03.06	胃脘嘈杂	
3.11.01.03.07	饮食偏嗜	
3.11.03.	口味	
3.11.03.01	口淡	
3.11.03.02	口苦	
3.11.03.03	口甜	
3.11.03.04	口酸	
3.11.03.05	口咸	
3.11.03.06	口涩	
3.11.03.07	口黏腻	
3.11.99	其他	

14.3.23　问诊—问睡眠代码

问诊—问睡眠代码(CVX—WZ—SMDM)适用于中医药数据传输。中医电子病历系统的设计研发,可酌情自行制定行业标准。

如表 14.33 所示,问诊—问睡眠代码采用层次码,"3"代表问诊术语,"."表示分类层级,"."两边的术语是上下层关系。

代码末尾的"."表示该术语具有类目属性,一般不宜用于临床诊断。

表 14.33　问诊—问睡眠代码表

值	值含义	说明
3.13.01.	睡眠	
3.13.01.01	睡眠安	
3.13.01.02	入睡困难	
3.13.01.03	夜寐早醒	
3.13.01.04	醒后难以复睡	
3.13.01.05	眠浅易醒	
3.13.01.06	多梦	
3.13.03.	嗜睡	
3.13.03.01	嗜睡	
3.13.05.	打鼾	
3.13.05.01	打鼾	
3.13.07.	憋醒	
3.13.07.01	憋醒	
3.13.99	其他	

14.3.24　问诊—问大便代码

问诊—问大便代码(CVX—WZ—DBDM)适用于中医药数据传输。中医电子病历系统的设计研发,可酌情自行制定行业标准。

如表 14.34 所示,问诊—问大便代码采用层次码,"3"代表问诊术语,"."表示分类层级,"."两边的术语是上下层关系。

代码末尾的"."表示该术语具有类目属性,一般不宜用于临床诊断。

表 14.34　问诊—问大便代码表

值	值含义	说明
3.15.	成人问大便	
3.15.01.	便次	
3.15.01.01	便次正常	
3.15.01.02	便秘	
3.15.01.03	泄泻	

值	值含义	说明
3.15.03.	便色	
3.15.03.01	便色正常	
3.15.03.02	黄褐如糜	
3.15.03.03	灰白	
3.15.03.04	有黏冻、脓血	
3.15.05.	便质	
3.15.05.01	便质正常	
3.15.05.02	干燥	
3.15.05.03	稀	
3.15.05.04	完谷不化	
3.15.05.05	溏结不调	
3.15.05.06	便血	
3.15.07.	排便感	
3.15.07.01	肛门灼热	
3.15.07.02	里急后重	
3.15.07.03	排便不爽	
3.15.07.04	滑泻失禁	
3.15.07.05	肛门重坠	
3.15.99	其他成人问大便	
3.16.	小儿问大便	小儿专有
3.16.01	色黄而干湿适中	小儿专有
3.16.02	大便糊状	小儿专有
3.16.03	大便燥结	小儿专有
3.16.04	大便稀薄,夹有白色凝块	小儿专有
3.16.05	大便稀薄,有泡沫	小儿专有
3.16.06	大便稀薄,色黄秽臭	小儿专有
3.16.07	下利清谷,洞泄不止	小儿专有
3.16.08	大便赤白黏冻	小儿专有
3.16.09	大便呈果酱色	小儿专有

续表

值	值含义	说明
3.16.10	下利清谷,洞泄不止	小儿专有
3.16.11	大便便血色鲜红	小儿专有
3.16.12	大便便血色褐黑	小儿专有
3.16.13	大便色泽灰白不黄	小儿专有
3.16.99	其他小儿问大便	小儿专有

14.3.25　问诊—问小便代码

问诊—问小便代码(CVX—WZ—XBDM)适用于中医药数据传输。中医电子病历系统的设计研发,可酌情自行制定行业标准。

如表 14.35 所示,问诊—问小便代码采用层次码,"3"代表问诊术语,"."表示分类层级,"."两边的术语是上下层关系。

代码末尾的"."表示该术语具有类目属性,一般不宜用于临床诊断。

表 14.35　问诊—问小便代码表

值	值含义	说明
3.17.	成人问小便	
3.17.01.	尿量	
3.17.01.01	尿量正常	
3.17.01.02	尿量增多	
3.17.01.03	尿量减少	
3.17.03.	尿次	
3.17.03.01	尿次正常	
3.17.03.02	小便频数	
3.17.03.03	癃闭	
3.17.05.	尿色质	
3.17.05.01	小便清长	
3.17.05.02	小便短黄	
3.17.05.03	尿中带血	
3.17.05.04	小便混浊	

值	值含义	说明
3.17.05.05	尿中有砂石	
3.17.07.	排尿感	
3.17.07.01	小便涩痛	
3.17.07.02	余沥不尽	
3.17.07.03	小便失禁	
3.17.07.04	遗尿	
3.17.99	其他成人问小便	
3.18.	小儿问小便	小儿专有
3.18.01	淡黄色	小儿专有
3.18.02	小便黄赤短少	小儿专有
3.18.03	小便黄褐如浓茶	小儿专有
3.18.04	小便色鲜红	小儿专有
3.18.05	小便色淡红	小儿专有
3.18.06	小便色红褐	小儿专有
3.18.07	小便色暗红	小儿专有
3.18.08	小便色白如米泔	小儿专有
3.18.99	其他小儿问小便	小儿专有

14.3.26　问诊—问妇女代码

问诊—问妇女代码(CVX—WZ—FNDM)适用于中医药数据传输。中医电子病历系统的设计研发,可酌情自行制定行业标准。

如表 14.36 所示,问诊—问妇女代码采用层次码,"3"代表问诊术语,"."表示分类层级,"."两边的术语是上下层关系。

代码末尾的"."表示该术语具有类目属性,一般不宜用于临床诊断。

表 14.36　问诊—问妇女代码表

值	值含义	说明
3.19.01.	月经	
3.19.01.01	月经正常	

续表

值	值含义	说明
3.19.01.02	月经先期	
3.19.01.03	月经后期	
3.19.01.04	月经前后不定期	
3.19.01.05	月经过多	
3.19.01.06	崩漏	
3.19.01.07	月经过少	
3.19.01.08	经色深红	
3.19.01.09	经色淡红	
3.19.01.10	经血色暗、有血块	
3.19.01.11	经行腹痛	
3.19.01.12	经闭	
3.19.01.13	崩漏	
3.19.03.	带下	
3.19.03.01	带下正常	
3.19.03.02	带下色白、量多、质清稀、无臭味	
3.19.03.03	带下色黄、量多、质黏稠、味臭秽	
3.19.03.04	带下色红黏稠或赤白相兼	
3.19.03.05	绝经后赤带淋漓不断	
3.19.05.	妊娠	
3.19.05.01	正常妊娠	
3.19.05.02	妊娠恶阻	
3.19.05.03	胎动不安	
3.19.07.	产后	
3.19.07.01	恶露不绝	
3.19.07.02	产后发热	
3.19.99	其他	

14.3.27 切诊—脉诊代码

切诊—脉诊代码(CVX—QZ—MZDM)适用于中医药数据传输。中医电子病历系统的设计研发,可酌情自行制定行业标准。

如表 14.37 所示,切诊—脉诊代码采用层次码,"4"代表切诊术语,"."表示分类层级,"."两边的术语是上下层关系。

代码末尾的"."表示该术语具有类目属性,一般不宜用于临床诊断。

表 14.37 切诊—脉诊代码

值	值含义	说明
4.01.01	浮	
4.01.02	沉	
4.01.03	迟	
4.01.04	数	
4.01.05	洪	
4.01.06	微	
4.01.07	细	
4.01.08	散	
4.01.09	虚	
4.01.10	实	
4.01.11	滑	
4.01.12	涩	
4.01.13	长	
4.01.14	短	
4.01.15	弦	
4.01.16	芤	
4.01.17	紧	
4.01.18	缓	
4.01.19	革	
4.01.20	牢	
4.01.21	弱	
4.01.22	濡	
4.01.23	伏	
4.01.24	动	
4.01.25	促	

续表

值	值含义	说明
4.01.26	结	
4.01.27	代	
4.01.28	疾	
4.01.29	斜飞脉	
4.01.30	反关脉	
4.01.99	其他	

14.3.28　处方类型代码

处方类型代码(CVX—CFLXDM)如表14.38所示。

表14.38　处方类型代码

值	值含义	说明
1	西药	
2	成药	
3	草药	
4	非药物处方	

14.3.29　处方类别代码

处方类别代码(CVX—CFLBDM)如表14.39所示。

表14.39　处方类别代码

值	值含义	说明
1	普通处方	
2	急诊处方	
3	儿科处方	
4	麻醉药品处方	
5	精神药品处方	
6	毒性药品处方	
9	不明	

14.3.30　抗菌药物类别代码

抗菌药物类别代码(CVX—KJYWLBDM)如表 14.40 所示。

表 14.40　抗菌药物类别代码

值	值含义	说明
1	非限制使用级	
2	限制使用级	
3	特殊使用级	
8	非抗菌药物	
9	其他	

14.3.31　精神药物类别代码

精神药物类别代码(CVX—JSYWLBDM)如表 14.41 所示。

表 14.41　精神药物类别代码

值	值含义	说明
1	精一	
2	精二	
8	非精神用药	
9	其他	

14.3.32　药物剂型代码

药物剂型代码(CVX—YWJXDM)规定了药物的不同生产工艺的代码。

如表 14.42 所示,采用 2 位数字顺序代码,从"00"开始编码,按升序排列。

表 14.42　药物剂型代码

值	值含义	说明
00	原料	
01	片剂(素片、压制片)、浸膏片、非包衣片	
02	糖衣片、包衣片、薄膜衣片	
03	咀嚼片、糖片、异型片、糖胶片	
04	肠溶片(肠衣片)	

续表

值	值含义	说明
05	调释片、缓释片、控释片、速释片、长效片、多层片	
06	泡腾片	
07	舌下片	
08	含片、嗽口片(含嗽片)、喉症片(喉片)、口腔粘附片	
09	外用片、外用膜、坐药片、环型片	
10	阴道片、外用阴道膜、阴道用药、阴道栓片	
11	水溶片、眼药水片	
12	分散片(适应片)	
13	纸片(纸型片)、膜片(薄膜片)	
14	丸剂、药丸、眼丸、耳丸、糖丸、糖衣丸、浓缩丸、调释丸、水丸、蜜丸、水蜜丸、糊丸、蜡丸	
15	粉针剂(冻干粉针剂)、冻干粉	
16	注射液(水针剂)、油针剂、混悬针剂	
17	注射溶媒(在与16有冲突时、可代油针剂、混悬针剂)	
18	输液剂、血浆代用品	
19	胶囊剂、硬胶囊	
20	软胶囊、滴丸、胶丸	
21	肠溶胶囊、肠溶胶丸	
22	调释胶囊、控释胶囊、缓释胶囊	
23	溶液剂、含漱剂、内服混悬剂	
24	合剂	
25	乳剂、乳胶	
26	凝胶剂、胶剂(胶体)、胶冻、胶体微粒	
27	胶浆剂	
28	芳香水剂(露剂)	
29	滴剂	
30	糖浆剂(蜜浆剂)	
31	口服剂	
32	浸膏剂	

值	值含义	说明
33	流浸膏剂	
34	酊剂	
35	醋剂	
36	酏剂	
37	洗剂、阴道冲洗剂	
38	搽剂(涂剂、擦剂)、外用混悬液剂	
39	油剂、甘油剂	
40	棉胶剂(火棉胶剂)	
41	涂膜剂	
42	涂布剂	
43	滴眼剂、洗眼剂、粉剂眼药	
44	滴鼻剂、洗鼻剂	
45	滴耳剂、洗耳剂	
46	口腔药剂、口腔用药、牙科用药	
47	灌肠剂	
48	软膏剂(油膏剂、水膏剂)	
49	霜剂(乳膏剂)	
50	糊剂	
51	硬膏剂、橡皮膏、膏药	
52	眼膏剂	
53	散剂(内服散剂、外用散剂、粉剂、撒布粉)	
54	颗粒剂(冲剂)、晶剂(结晶、晶体)、干糖浆	
55	泡腾颗粒剂	
56	调释颗粒剂、缓释颗粒剂	
57	气雾剂、水雾剂、(加抛射剂)	
58	喷雾剂、(不加抛射剂)	
59	混悬雾剂、(水、气、粉三相)	
60	吸入药剂(鼻吸式)、粉雾剂	
61	膜剂(口腔膜)	

续表

值	值含义	说明
62	海绵剂	
63	栓剂、痔疮栓、耳栓	
64	植入栓	
65	透皮剂、贴剂(贴膏、贴膜)、贴片	
66	控释透皮剂、控释贴片、控释口颊片	
67	划痕剂	
68	珠链(泥珠链)	
69	淀剂、糖淀	
70	微囊胶囊(微丸胶囊)	
71	干混悬剂(干悬乳剂、口服乳干粉)	
72	吸入剂(气体)	
73	锭剂	
74	汤剂	
75	煎膏剂	
76	酒剂	
77	茶剂	
78	丹剂	
79	口服液	
80	烟熏剂	
90	试剂盒(诊断用试剂)、药盒	
99	其他剂型(空心胶囊、绷带、纱布、胶布)	

14.3.33　用药途径代码

用药途径代码(CVX—YYTJDM)规定了药物使用途径的代码。如表 14.43 所示,采用 2 层 3 位数字顺序码,第 1 层表示用药途径,用 1 位数字表示,按升序排列;第 2 层表示这种用药途径的用药方式,用 2 位数字表示,按升序排列。

表 14.43　用药途径代码

值	值含义	说明
1	口服	
101	泡服	
2	直肠用药	
201	灌肠	
3	舌下用药	
4	注射用药	
401	皮下注射	
402	皮内注射	
403	肌肉注射	
404	静脉注射或静脉滴注	
5	吸入用药	
6	局部用药	
601	椎管内用药	
602	关节腔内用药	
603	胸膜腔用药	
604	腹腔用药	
605	阴道用药	
606	气管内用药	
607	滴眼	
608	滴鼻	
609	喷喉	
610	含化	
611	敷伤口	
612	擦皮肤	
613	外洗	
614	外熏	
615	外敷	
616	漱口	
699	其他局部用药途径	
9	其他用药途径	

14.3.34　药物使用频次代码

药物使用频次代码(CVX—YWSYPCDM)如表 14.44 所示。

表 14.44　药物使用频次代码

值	值含义	说明
q30m	每 30 分钟一次	
q1h	每 1 小时一次	
q2h	每 2 小时一次	
q3h	每 3 小时一次	
q4h	每 4 小时一次	
q5h	每 5 小时一次	
q6h	每 6 小时一次	
q8h	每 8 小时一次	
q12h	每 12 小时一次	
q72h	每 72 小时一次	
qd	每天 1 次	
bid	每天 2 次	
tid	每天 3 次	
qid	每天 4 次	
5xd	每天 5 次	
qm	每天中午 1 次	
qn	每晚 1 次	
qod	隔天 1 次	
qon	每 2 晚一次	
q3d	每 3 天一次	
q4d	每 4 天一次	
q5d	每 5 天一次	
q6d	每 6 天一次	
q10d	每 10 天一次	
q30d	每 30 天一次	
qw	每周 1 次	

值	值含义	说明
biw	每周2次	
tiw	每周3次 W1_W3_W5	
q2w	每2周一次	
q3w	每3周一次	
q4w	每4周一次	
once	单次	
st	立即	
prn	需要时(长期备用)	

14.3.35 药物使用剂量单位代码

药物使用剂量单位代码(CVX—YWSYJLDWDM)如表14.45所示。

表14.45 药物使用剂量单位代码

值	值含义	说明
1	克(g)	
2	毫克(mg)	
3	微克(μg)	
4	纳克(ng)	
5	升(L)	
6	毫升(mL)	
7	国际单位(IU)	
8	单位(U)	
9	片	
10	丸	
11	粒	
12	袋	
13	支	
14	瓶	
15	盒	

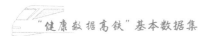

续表

值	值含义	说明
16	剂	
17	揿	
18	适量	
19	滴	
20	千克(kg)	
21	万国际单位(万IU)	
22	万单位(万U)	
23	厘米(cm)	
24	毫米(mm)	
99	其他	

14.3.36 中药使用剂量单位代码

中药使用剂量单位代码(CVX—ZYSYJLDWDM)如表14.46所示。

表14.46 中药使用剂量单位代码

值	值含义	说明
1	克(g)	
2	毫升(mL)	
3	只	
4	条	
5	枚	

14.3.37 处方核销状态代码

处方核销状态代码(CVX—CFHXZTDM)如表14.47所示。

表14.47 处方核销状态代码

值	值含义	说明
−1	待审核	医师完成处方开具,并签名
0	已审核	药师完成处方审核,并签名

值	值含义	说明
1	已核销	处方配药完成,患者收到药品,该处方不能再进行购药, 仅能用于诊断参考或续方参考
2	已失效	处方超出时效
3	已撤销	医师作废或撤销已上传的处方
4	使用中	可流转处方处于正在使用状态

14.3.38　中药代煎节点代码

中药代煎节点代码(CVX—ZYDJJDDM)如表 14.48 所示。

表 14.48　中药代煎节点代码

值	值含义	说明
101	已审方	
201	已调配	
301	已复核	
401	已浸泡	
501	已先煎	
502	已开始煎煮	
503	已后下	
504	已结束煎煮	
601	已开始浓缩	
602	已结束浓缩	
701	已打包	
901	已作废	
999	其他	

14.3.39　家庭医生团队角色类别代码

家庭医生团队角色类别代码(CVX—JTYSTDJSLBDM)如表 14.49 所示。

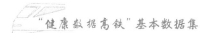

表 14.49　家庭医生团队角色类别代码

值	值含义	说明
11	全科医生	
12	中医医生	
13	专科医生	
14	公共卫生医生	
20	护士	
30	药师	
40	技师	
50	家医助理	
61	健康管理师	
62	心理咨询师	
90	其他	